みんなの氣功

～手軽な中国健康体操～

鈴木　隆彦　著

山本久美子　画

アイオーエム

はじめに

27歳で家業の薬店を継ぐために帰郷して、2018年12月時点で32年の歳月がたちました。マスコミ業種に就職希望して、東京の大学に進学しましたが、一人息子として両親を支えるために東北地方の田園地帯に戻りました。医薬品販売業の研修を受けて、資格を取り、漢方相談の稼業に転換しました。その頃から規制緩和の時代となり、安価な医薬品がドラックストアチェーンやコンビニエンスストア、インターネットの通信販売で売られるようになりました。物販だけの商いに疑問を抱くようになり始めたのもこの頃からです。悩んだ末に出会ったのが、中国伝来の健康体操である氣功でした。スポーツクラブのマシーンを使った筋力トレーニングにはない緩やかな動作と腹式深呼吸が、心身になじみました。生涯体育として地域の健康長寿に役立ち、服薬指導と共に生業にと直感しました。しばらく石巻市の公民館の講習に通っていましたが、自分の教室で独立を考えるようになりました。一念発起して20年前に東京にある北京中医薬大学日本分校という社会人学校に週末通学して、中国医療・氣功薬膳指導員となりました。

「氣」は米の象形文字で、エネルギーが末広がりで八方に広がる意味がありますが、「気」はエネルギーを〆（しめ）て抑え込む意味となります。戦前まで使っていた氣の文字は、

戦後の漢字簡略化により気となりました。
本来の意味として本書ではエネルギーを充たす「氣」を使わ
せていただきます。

食後２時間以降の空腹時であれば「いつでも」
室内でも屋外でも器具を使わずに「どこでも」
お子様からご年輩まで「だれでも」

本書の氣功は、お稽古ごとのように時間をかけて体得するの
ではなく、シンプルな動作で覚えやすく、鍛えるより心と身
体をほぐしていく軽体操なのです。本書で紹介する４功法の
うち、萬歩氣功と明氣樹林功は晴天の野外で、笑い舞踏とあ
い氣球功は二人以上のグループで行います。

氣功の発祥地である中国では、無数の功法があります。20
数年間、様々な功法を学びながら、自然の氣をいただいたり、
人間同士のコミニケーションを円滑にする創作氣功を編み出
しました。解説文には写真ではなく手の指の形や動作までイ
ラストで描かれ、わかりやすく学べるようにしてあります。
教室に何度も足を運んで体得するより、レクリエーションや
瞑想のような感覚で、本書を役立てていただければと思いま
す。日本全国のみならず海外の老若男女の皆様の生涯現役活
動の一助になればと願ってやみません。

みんなの氣功

目 次

はじめに —————————————————— 2

第一章　萬歩氣功　八式 —————————— 5

第二章　明氣樹林功　十式 ————————— 20

第三章　笑い舞踏　十式 ——————————— 36

第四章　あい氣球功　十二式 ———————— 50

第五章　邑薬師健筆 ————————————— 75

氣功指導体感記 —————————————— 112

おわりに —————————————————— 123

プロフィール ——————————————— 125

第一章
萬歩氣功
八式

「ハッハッハッ」「フッフッフッ」「ムッムッムッ」
息を吐きながら声を出し、リズムを刻んで歩き、
心身をゆるめながら（リラックス）、
元氣づけながら（リフレッシュ）、
無我の境地にひたってみませんか。

私の氣功教室では、ほとんどが 60 歳代以上の受講生です。いわゆる団塊の世代と呼ばれる方々です。先輩の運営する福祉老人施設でスタッフがメンバーとなり、創作演劇を始めました。名前は「三分の一劇団」。由来は 65 歳以上の高齢者の三分の一は、近未来に何らかの介護状態になるので、生涯現役で暮らせるような啓蒙活動にしたいとのことでした。歩行困難になり寝たきりなったり、認知症になり日常生活で家族に迷惑をかけたくない。そんな方々が健康維持のために教室にお越しいただいております。80 歳間近の女性も、十数年間通っていただいております。

朝に家の近所の北上川の土手や河川敷を散歩する。また、公営や民間のスポーツクラブなどでポールを使って歩くノルディックウォーキングを始める方もおられます。足は第二の心臓といわれるほど。運動神経を使う競技スポーツではなく、軽運動として歩くことは、全身の血流を良くし、脳神経を刺激して内臓の機能も改善させるなど、続けることで一石何丁もの効果があらわれます。

氣功独自の歩き方を考えていた時、マラソンやジョギング、水泳のように、口からリズムを刻んで息を吐けば、鼻から無意識に息を吸うことができるようになりました。それに発声

を加えました。

植物が吐き出す朝の清涼な酸素を吸いながら、筋力トレーニングで鍛えるのではなく、ゆるやかな体育として、萬歩氣功は編み出されました。「万」ではなく萬の旧字を使ったことは「萬患いを予防、快復できるように」との願いを込めたからです。天空からの太陽の光と熱、地球からの水蒸氣や引力（磁力）。天地の自然清氣（エネルギー）を手のひらから吸い込み、足底から心身の汚れた邪氣を吐き出すイメージでお試しください。大自然の力に身をまかせてみませんか。

第一式　揺身弾脚(ようしんだんきゃく)

肩幅よりやや狭く両脚を開いて、ひざをゆるめて立ちます。全身の力を抜いて、手首を振りながら、爪先を付けたままでかかとを小さく弾ませます。上半身を氣持ち良い方向に左右に揺らしながら関節をゆるめていきます。自然呼吸で全身が「こんにゃく」になったようなイメージで行います。

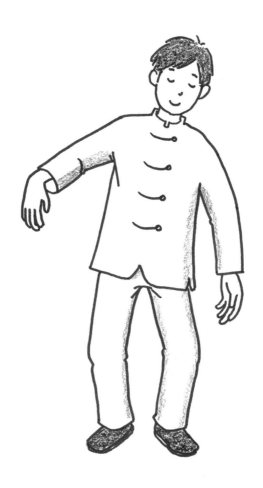

第二式　緩腰捻腕（かんようねんわん）

肩幅より広く両脚を開いて立ちます。背骨を1本の心棒を捻るように左右に回します。両腕は腰に巻きつくようにして、視線は回した反対側のかかとを見ます。自然呼吸で背骨をゆるめ、脇腹をひきしめるイメージで行います。

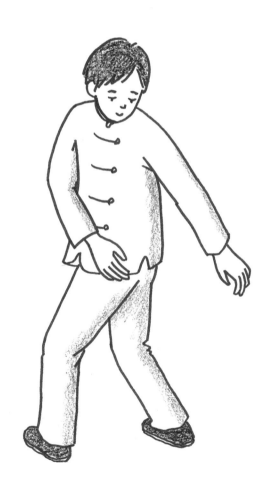

第三式　邪氣吐手(じゃきとしゅ)

両手の指を広げて、指先から身体の邪氣を払うようなイメージで腕を振りおろします。同時に左右の腕と同じ脚を踏みおろしながら前進します（ナンバ歩き）。下腹部をへこましながら腕と脚を踏みおろす時に「ハッハッハッ」と口から息を吐きます。

＊ナンバ歩きは、江戸時代に長距離を歩いた旅人や飛脚が使った骨盤を捻らず疲れにくい歩行法です。

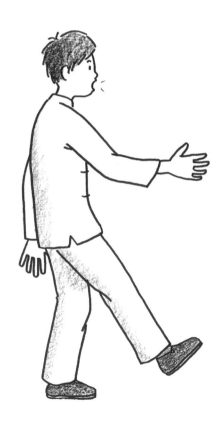

第四式　天氣吸掌(てんききゅうしょう)

両手の手首を曲げ、手のひらを上向きに広げます。天空の太陽の熱と光、樹木の氣をいただくようなイメージで左（右）腕を振りおろします。同時に腕と同じ側の脚を踏みおろしながら前進します（ナンバ歩き）。下腹部をへこましながら腕と脚を踏みおろす時に「フッフッフッ」と口から息を吐きます。

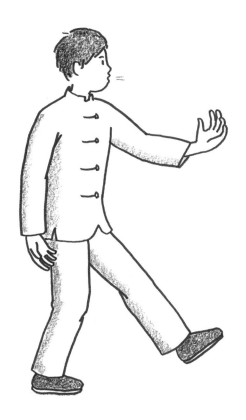

第五式　地氣吸掌
<ruby>地氣吸掌<rt>ち き きゅう しょう</rt></ruby>

両手の手首を曲げ、手のひらを下向けに広げます。大地の水蒸氣と引力（磁氣）をいただくようなイメージで腕を振りおろします。同時に左（右）腕と同じ側の脚を踏みおろしながら前進します（ナンバ歩き）。下腹部をへこましながら腕と脚を踏みおろす時に「ムッムッムッ」と息を吐きます。

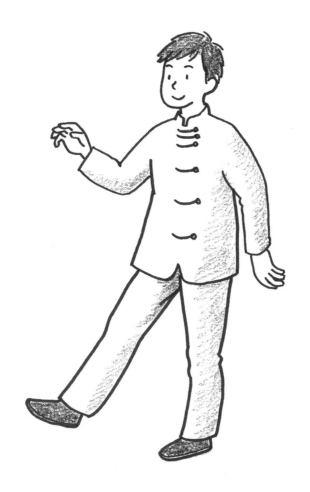

12

第六式　収氣退歩(しゅうきたいほ)

へその上に、男性は左手の上に右手、女性は右手の上に左手を重ねます。みぞおちと下腹部の間を右回しに回しながら、口から細くゆっくりと息を吐きながら、後ろ歩きをします。つまずかないように注意しながら、静かに後退します。手のひらに満ちた天地の氣を身体の隅々まで流し込み、足底から邪氣を抜くようなイメージで行います。

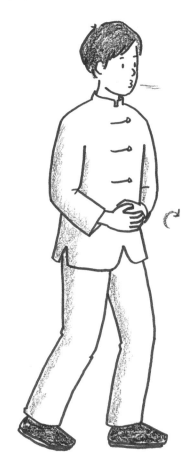

第七式　昆布波揺(こんぶはよう)

腰かけて両手を脱力して脇にたらします。尾てい骨から背骨、頭頂部まで海底から伸びる長い昆布をイメージして、波に揺られるように骨盤を前後左右に揺らします。背骨から伝わるうねりで首と肩を自然に揺らします。
自然呼吸で行います。

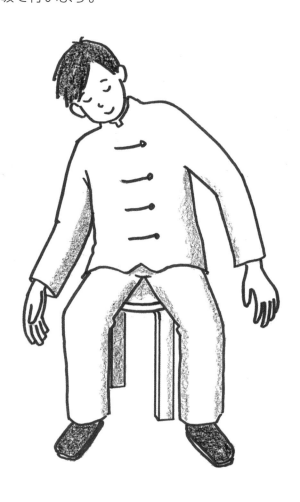

第八式　拍打収功(はくだしゅうこう)

手のひらに満ちた天地の氣を手首をなじませるように弾ませながら、全身を軽くたたきます。首から両腕の内側と外側、両方の脇の下、胸から腹部、腰から脚の後側、脚の前側を繰り返したいて、身体になじませていきます。

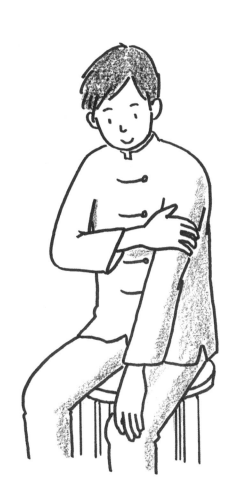

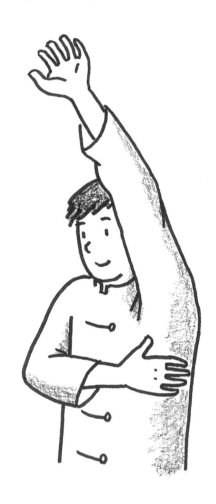

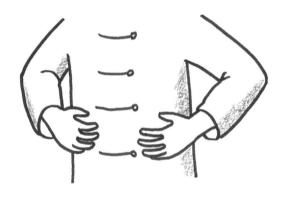

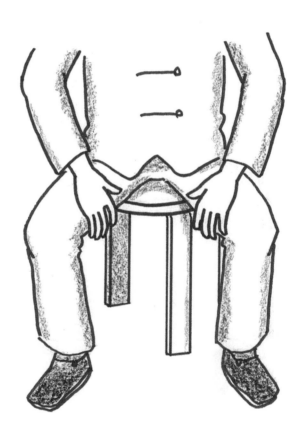

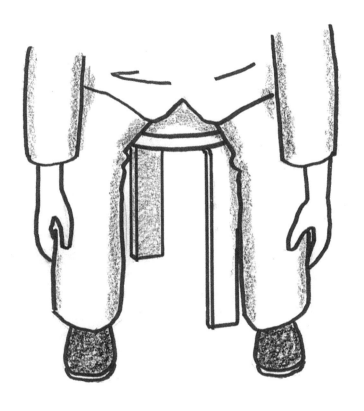

第二章
明氣樹林功
十式

大自然に満ちている太陽の光と熱。
大地の蒸氣や地球の引力を感じながら、
樹木に向かい、酸素を吸い込み、
心身を休めてみませんか。

私が住む宮城県登米市登米町には、全国で 63 ヶ所（2018年末現在）ある森林セラピー基地のひとつがあります。森林セラピーと森林浴の違いは、科学的データの実証にあります。セラピー（療法）体験の前後で、ストレス度を測る唾液アミラーゼ濃度の数値が半減します。私も現場で参加者の測定に立ち会ったことがあります。その効果は、一週間位続くという報告があります。

森林セラピーロードには栗、松、コナラなど雑木林が整備され、足にやや負荷がかかるほどの起伏のある散策路となっています。松は肝臓機能を高め、目の疲れをやわらげるのに役立ちます。成長のスピードが遅く、冬も濃い緑の葉の松や椿、ヒノキ、ケヤキなどの樹木は、元氣を養うはたらきがあります。一方、成長のスピードが早く、緑黄の葉である桜やカエデ、クスノキなどの樹木は、ストレスを発散するはたらきがあります。　身近な森の中や公園で、自分の体調や体質にふさわしい樹木を探してみてはいかがでしょう。清涼な酸素が充ちあふれる晴天の早朝がお勧めの時間です。まさに眠氣覚ましの一日の活力源、天地からのごちそうです。「木から氣をいただきます」

第一式　立禅会樹(りつぜんかいじゅ)

両手に抱える位の太さの樹木に向かって、足を肩幅にして立ちます。

ひざをゆるめて、背筋を伸ばします。手のひらを軽く広げて、目を閉じて自然呼吸で立ちます。樹木に挨拶するイメージで行います。

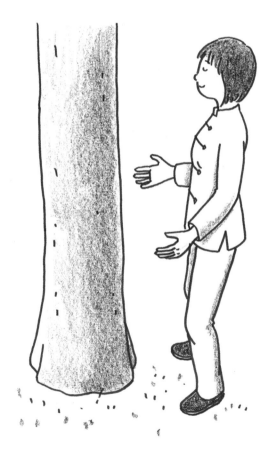

第二式　昇竜充氣（しょうりゅうじゅうき）

足の底から大地のエネルギーをらせん状に上げていくイメージで行います。目を開けて、足底・足首・ひざ・腰・胸・首・頭頂部の順に左回りでそれぞれ３回ずつ回していきます。頭頂部から天空のエネルギーを下ろすように右回りで３回ずつ回していきます。自然呼吸で行います。

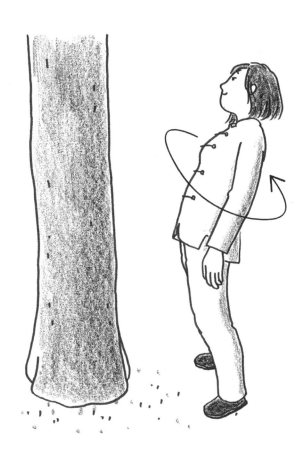

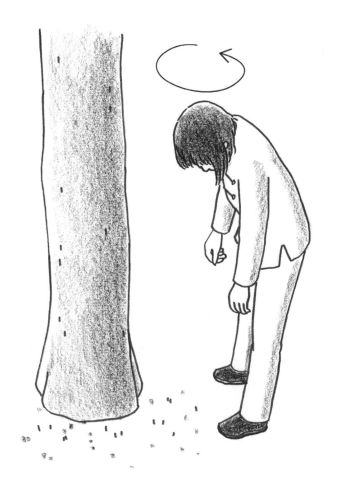

第三式　両腕抱樹（りょうわんほうじゅ）

両手で樹皮に触れるか触れないかで抱くように、目を閉じます。樹木のエネルギーをいただくイメージで自然呼吸で立ちます。

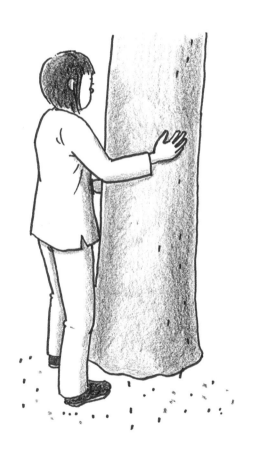

第四式　伸枝開葉(しんしかいよう)

目を開け、息を吸いながら、両手をあげて天空にかざして、ゆっくり上半身をそらします。

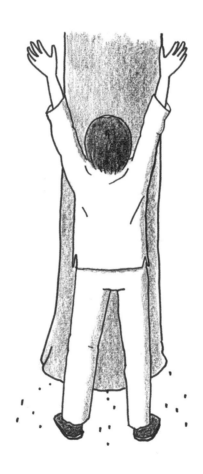

息を吐きながら、両手を下ろして地面にかざして、ゆっくりとひざを曲げて、腰を下ろしていきます。

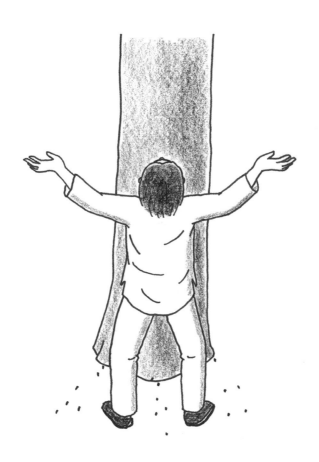

天地のエネルギーをいただくイメージで９回繰り返します。

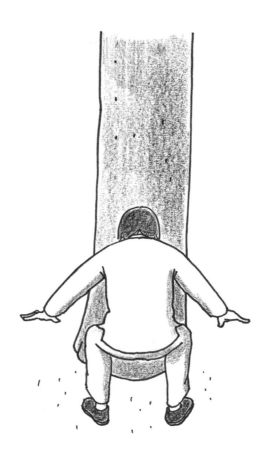

第五式　天氣吸掌(てんききゅうしゅ)

目を閉じ、自然呼吸で手のひらを天空にかざします。太陽や樹木のエネルギーをいただくようなイメージで自然呼吸で立ちます。

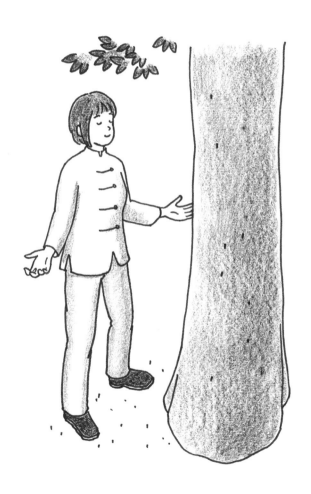

第六式　地氣吸掌(ちききゅうしゅ)

目を閉じ、自然呼吸で手のひらを地面にかざして、地球の蒸氣や引力をいただくようなイメージで自然呼吸で立ちます。

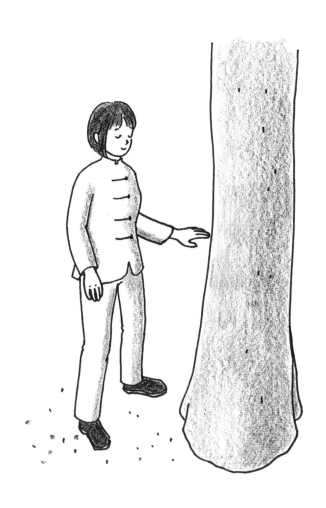

第七式　屈身張根(くっしんちょうこん)

身をかがめ、頭頂部を樹皮につけます。目を閉じ、両手で樹木を持って支えて、地中のエネルギーが全身に伝わり、樹木のエネルギーと交流するようなイメージで自然呼吸で行います。

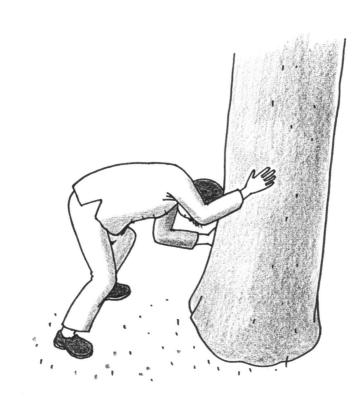

第八式　樹人化身(じゅじんけしん)

自然呼吸で背中を樹皮につけて、両手で樹木を抱えます。目を閉じ、樹木と一体になったようなイメージで行います。

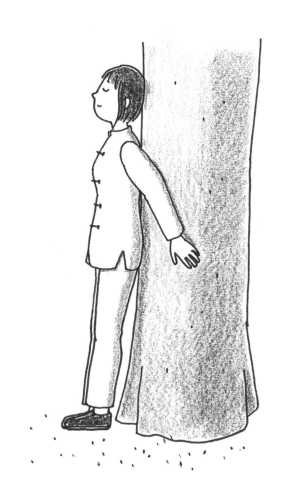

第九式　大樹直立(たいじゅちょくりつ)

自然呼吸で樹木から数十センチ離れて足をそろえて立ちます。目を閉じ、大自然の樹木になったような感謝の氣持ちで立ちます。

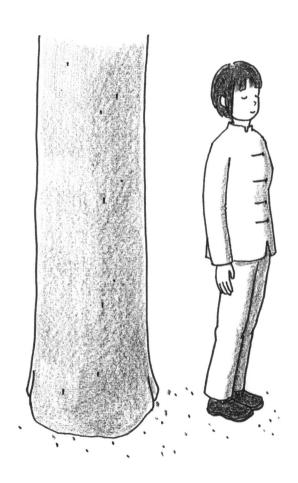

第十式　擦身収氣(さっしんしゅうき)

目を開け、手のひらのエネルギーを頭頂部から足首まで擦(こす)るように、軽くマッサージしていきます。自然呼吸で行います。

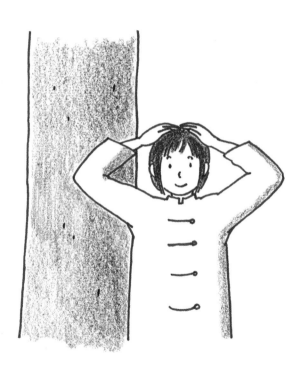

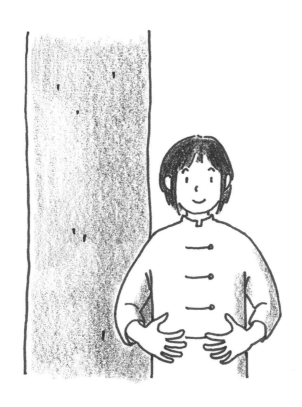

第三章
笑い舞踏
十式

お子様からご年輩まで自由に踊りながら
笑えば、愉快な氣分になります。
免疫力を高めて、ストレス解消に役立ちます。

20世紀末の1995年、インドの医師であるマダン・カタリアとヨガ指導者である妻のマジェリー・カタリアら5人が、インドの公園で始めた笑い（ラフター）ヨガは、20年以上の間に世界100ヶ国以上に広まりました。対面で合掌して「ナマステ（インドの言葉でこんにちは）」と挨拶して笑う。熱い砂の上を裸足で跳ね回って笑うなど40種類以上の基本的なパフォーマンスがあります。笑うことは、酸素を肺に多く吸い込み、内臓を活性化して、自律神経を調節します。作り笑いが有酸素運動になるのです。初めて笑いヨガを体験した時、脳への血流が増加して、多少の圧迫感を味わったほどでした。最後のクールダウンとして腹式深呼吸で興奮を鎮めます。

即興劇のような魅力にひかれ、早速に笑いヨガリーダーの講習を受けて、資格を取得しました。親子会や老人施設などで演じているうちに、遊戯の要素を取り入れて「笑い舞踏」を創作しました。アッハッハ、イッヒッヒ、ウッフッフ、エッヘッヘ、オッホッホ。母音の発声で宇宙遊泳のように無重力状態や胎児のように手足を曲げ伸ばししたり、猿歩きをしたり、ひょっとこ・おかめの顔など幼児でもまねできるユーモラスなフリーダンスにしました。自宅や公衆の面前で一人で演じれば変人扱いされますが、みんなで笑えば恥ずかしくない。童心にかえって日頃の憂さを笑い飛ばしてみませんか。

第一式

背伸びしながら大きく口を開け、欠伸します。鼻から息を吸いながら、下腹部の丹田（ヘソと恥骨の間）をふくらまし、両手を頭上に伸ばします。

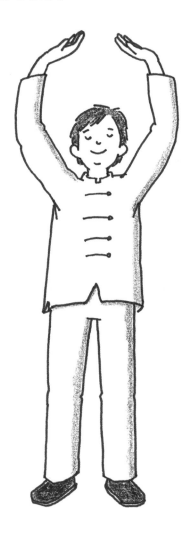

数秒間息を停めた後、ワッハッハッハと大声で笑いながら丹田を凹(へこ)まして、息を吐ききります。

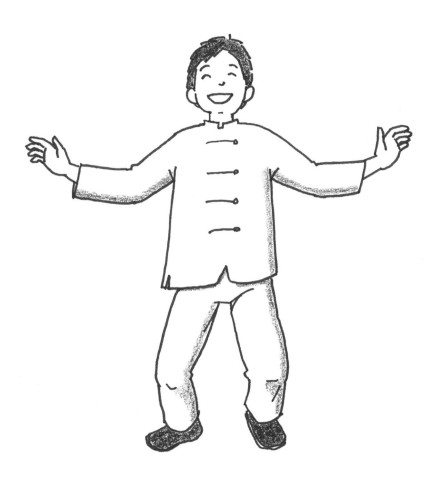

第二式

アッハッハと笑いながら、無重力状態の宇宙遊泳のような動作で、腕と足をゆっくりと自由に曲げ伸ばしながら前後左右に動きます。

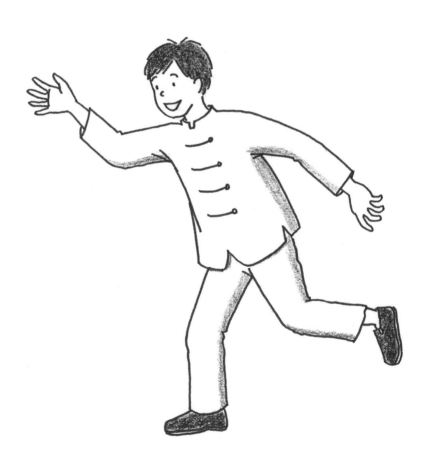

第三式

イッヒッヒと笑いながら、手の指の関節を熊手のように折り曲げて、ガニ股のナンバ歩き（腕と脚を同時に前に出す）しながら、歩き回ります。

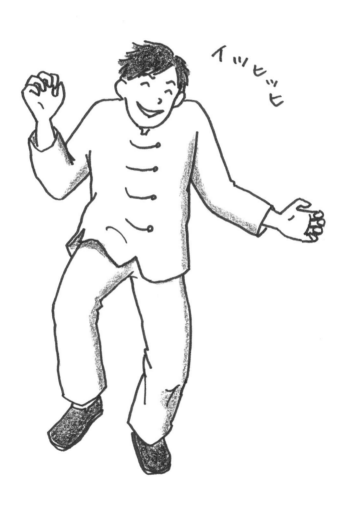

第四式

ウッフッフと笑いながら、肩幅よりやや狭く直立して、ひざを曲げて、全身を揺らします。同時に口をとがらせ、「ひょっとこ顔」で左右に口と目を動かします。

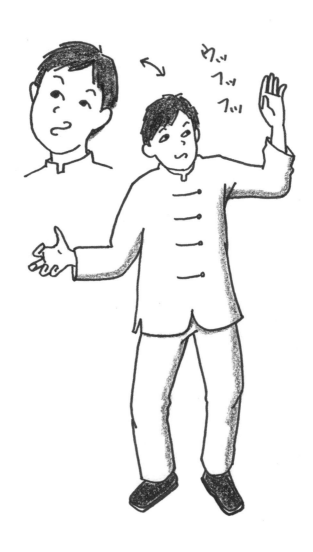

第五式

エッヘッヘと笑いながら、両手を頭上に上げて、目尻を下げて口角を上げた「おかめ顔」で上半身を回します。

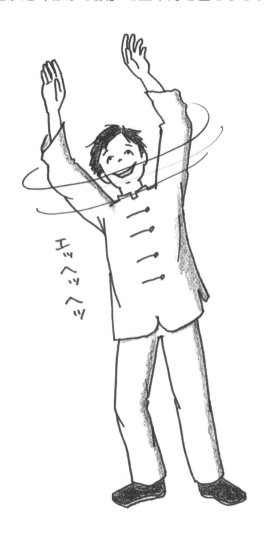

第六式

オッホッホと笑いながら、仰向けになって手と脚を曲げ伸ばししながら笑います。椅子に座ったまま地面や床から足を浮き上がらせてもできます。

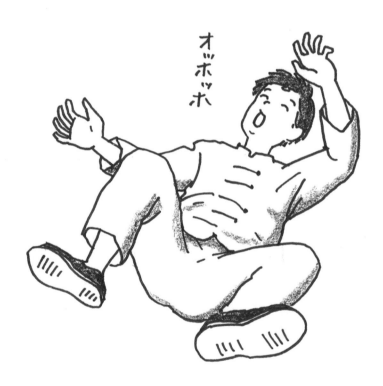

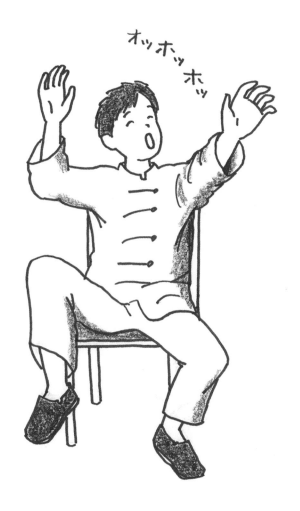

第七式

二人で向かい合い、ムッフッフと笑いながら、手のひらを開いて同じ動作で壁塗りのパントマイムをします。

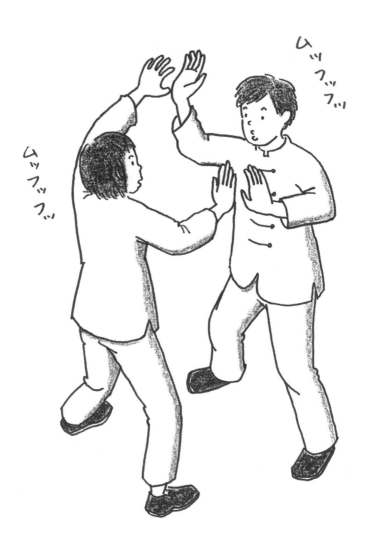

第八式

目を閉じて、仰向け、又は座り、ムーを口から息の続くかぎりに、細く長く息を吐きます。

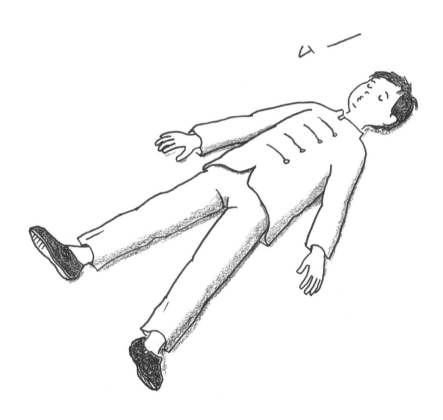

第九式

目を閉じて、足をそろえて直立したまま、ンーと鼻から息の続くかぎりに、細く長く息を吐きます。

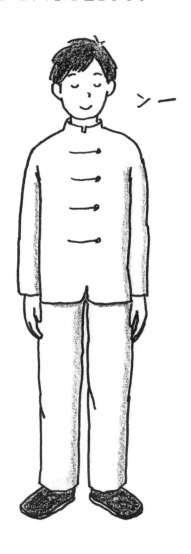

第十式

二人で直立、または座って背中合わせになり、無言で目を閉じます。

自然呼吸で相手の呼吸を感じながら、お互いの体感を味わいます。

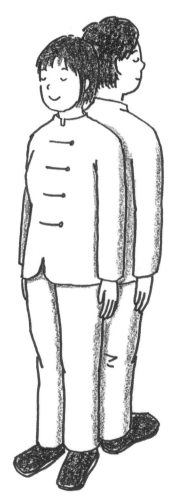

第四章
あい氣球功
十二式

二人で向かい合い氣の球を抱くイメージで
回したりしながら呼吸を合わせていきます。
知り合いでも初めて会った同志でも、
お互いにさぐりながら、相性を合わせていけば、
出愛（であい）が生まれます。

日本で生まれた護身武道のひとつに合氣道があります。相手を傷つけずに攻撃をかわして制する。試合の勝ち負けのない組手の演武で評価します。

敵との対立を解消して和平の合氣の道を体現しています。合氣道の攻守の組手を、対面する二人が氣の球を抱える氣功に取り入れられないか。

ひらめいたのが「あい氣球功」でした。私の氣功教室の受講生同士で試してみました。背の高さの同じ位の相手と向かい合い、様々な演武で氣の球を回してみました。初めはタイミングがずれて早くなったり遅くなったりしました。動作と呼吸もちぐはぐでした。「ゆっくり回してください」と助言すると、氣の球を上手に抱えながら回せるようになりました。「家に帰ってご家族と、特に長年連れ添った伴侶と試したください。相性がわかりますよ」と勧めると「うちの旦那とはテンポがずれているから」と笑ってこたえてくれます。

自分の心を落ち着けても、家族や職場、学校、地域の人々との呼吸が合わなければ、生活のリズムも乱れがちでトラブルの原因にもなります。仲間とのチームワークづくりに、相性合わせにお勧めの功法です。

第一式　対面抱球
たいめんほうきゅう

肩幅に足を開き、二人で向かい合います。下腹部で１個のバレーボール位の大きさの氣の球を手のひらで上向けに抱えるようにします。目を閉じ、自然呼吸で立ちます。

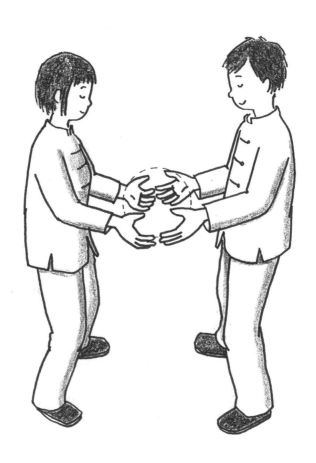

第二式　練氣転球(れんきてんきゅう)

自然呼吸のままで目を開けて、下腹部の氣の球の球面をお互い逆方向でなでるように転がします。視線は氣の球の中心に向けます。

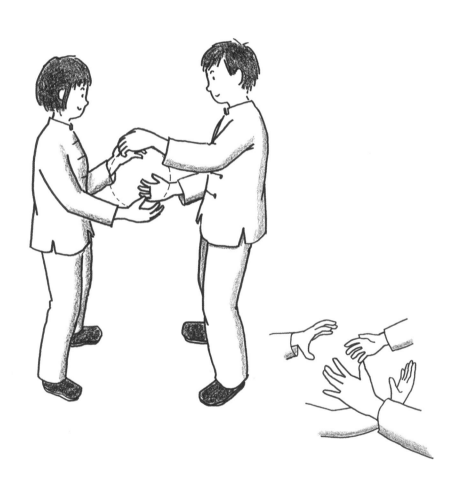

第三式　氣球昇降
<small>ききゅうしょうこう</small>

鼻から息を吸いながら、氣の球を胸の高さまですくい上げます。口から息を吐きながら、手のひらを返して、氣の球を下腹部まで下ろします。

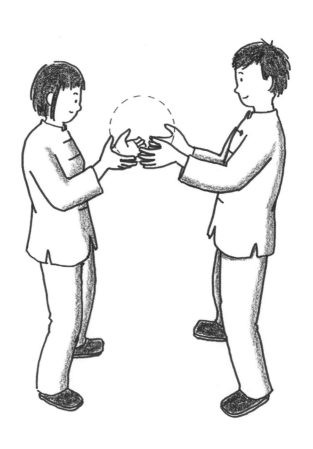

5回繰り返します。視線は上下する氣の球の中心を追います。

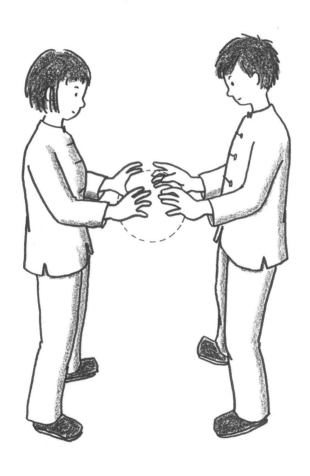

第四式　氣球投受(ききゅうとうじゅ)

二人の間に数メートルの間隔をあけます。左足を前に出し、右足つま先を斜めに開きます。一人が「あ（阿）」と言い、一氣に口から息を吐き、前ひざを曲げて、胸前から氣の球を相手の胸前めがけて投げ送ります。受けた人は「うん（吽）」と言いながら身体をひいて一氣に鼻から息を吸います。

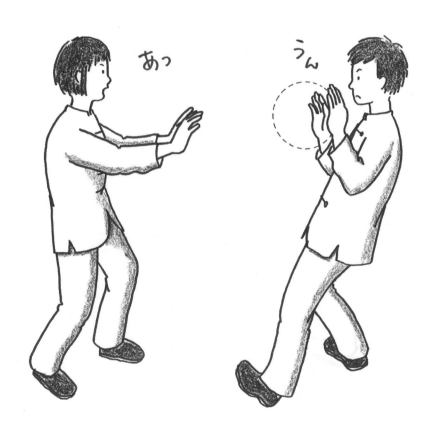

リズムを刻みながら氣の球のキャッチボールをします。しだいに速くしていきます。視線は相手の目を見ます。円陣の集団で行う際は、氣の球を送る前に、相手に視線を送って合図してから送ります。

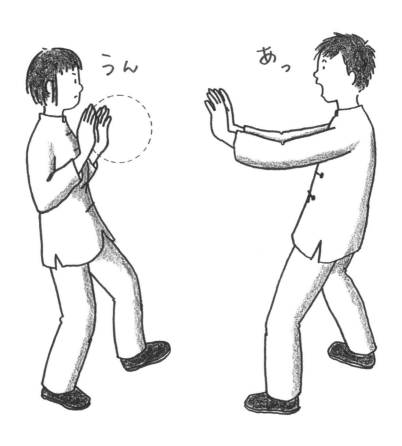

第五式　合氣巡球(あいきじゅんきゅう)

再び、二人で氣球を抱える間合いに近づきます。二人で第四式のように立ち、前ひざを曲げ、胸前から氣球を押し出しながら、「は〜（波）」と言いながら口から息を吐きます。受けた人は「る〜（流）」と言いながら鼻から息を吸いながら、身体を引きます。氣球は下腹部まで回し下ろします。

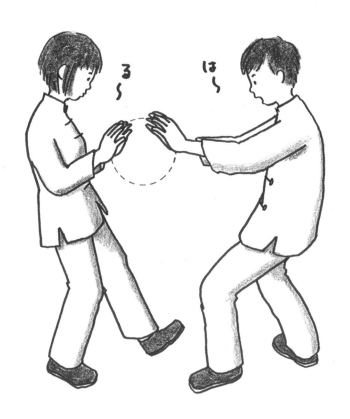

５回繰り返します。前足を反対側にして、同様に逆回転の動作をします。視線は移動する氣の球の中心を追います。

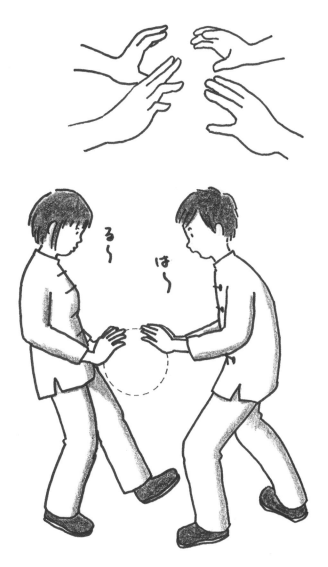

第六式　相氣推球
そうきすいきゅう

足の位置はそのままに、一人が胸前で手のひらを下向けに、相手が下腹部前で手のひらを上向けに氣の球を抱えます。一人が前ひざを曲げ、口から息を吐きながら左回しで、氣の球を回転させます。受ける相手は鼻から息を吸いながら、身体を引きながら右回りで回転させます。

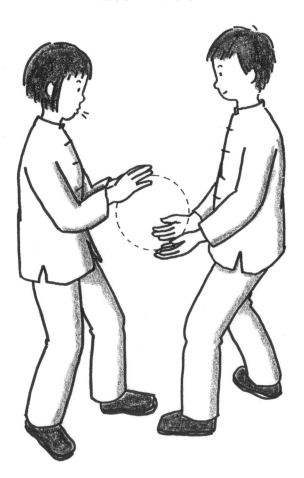

５回繰り返します。　手のひらの方向を逆にして、同様に逆回転の動作もします。視線は移動する氣の球の中心を追います。

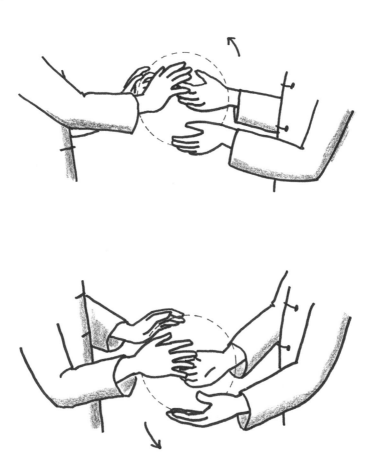

第七式　和氣攻防(わきこうぼう)

足の位置はそのままに、二人で前足側の手のひらを野球ボール大の氣の球を持つように開いて、手首を交差させます。一人が口から息を吐きながら、前足を曲げて手首を押します。受ける相手は鼻から息を吸いながら、前足の踵(かかと)を軸につま先を開いて、攻撃をかわすように、腰を軸に回して引きます。

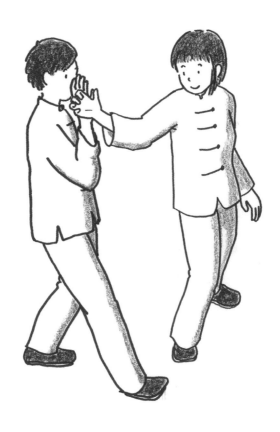

５回繰り返します。足と手を替えて、同様に逆回転の動作をします。視線は、自分の手のひらの氣の球を追います。

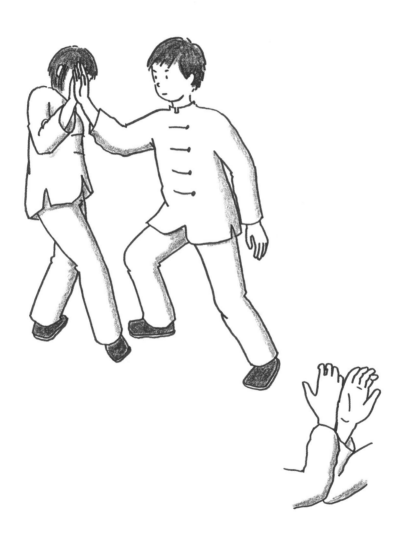

第八式　対氣組手(たいきくみて)

足の位置はそのままに、二人で両方の手首を交差して、手のひらで野球ボール大の氣の球を持つようにします。一人が口から息を吐きながら、前足を曲げて手首を押すと同時に、もう片方の手首を引きます。受ける相手は鼻から息を吸いながら、手首を引くと同時に、もう片方の手首を押します。腰を軸に回転させ、５回繰り返します。

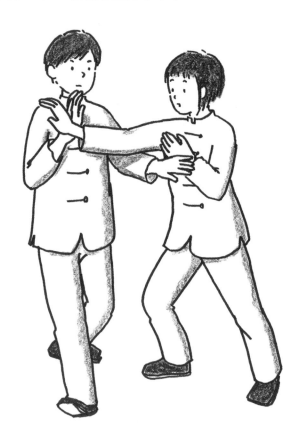

足と手を替えて、同様に逆回転の動作をします。視線は、自分の前足側の手のひらの氣の球を追います。

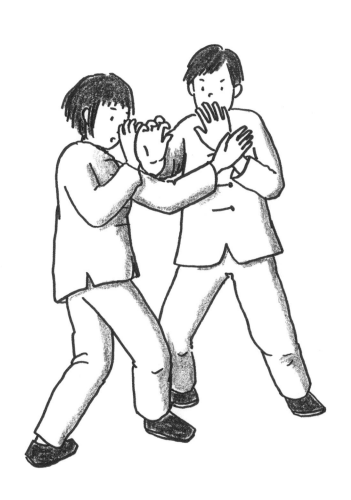

第九式　合氣収功(ごうきしゅうこう)

二人で鼻から息を吸いながら、手のひらを上向けにして、下腹部から身体の左右に大きな氣の球をふくらましていきます。頭頂部まで上げたら息を吐きながら、小声で「ふ（歩）〜、む（無）〜」と言いつつ、身体の前面から氣の球を抱えて下ろします。

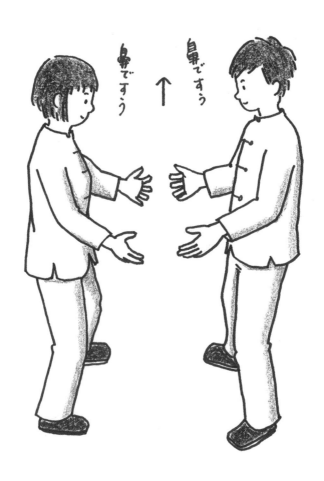

5回繰り返します。視線は氣の球の中心を追います。

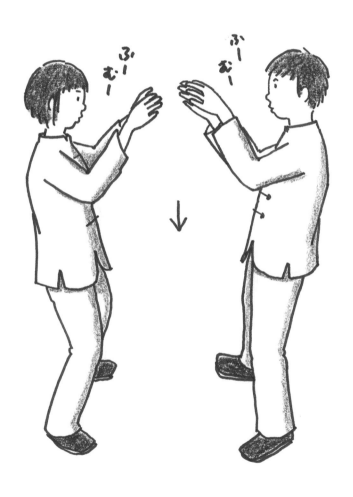

第十式　手当円輪(てあてえんりん)

手のひらを頬(ほほ)に当てて、ほのかな温かさを味わいます。

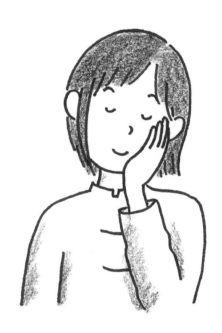

次に後ろ向きの相手と組になり、その背を支えながら立ち、参加者全員で輪になります。頭・肩・背中・腰など相手が「いたわってほしい部分」にそっと手のひらを当て、その手のひらの氣で温めるようにします。目を閉じて、自然呼吸で行います。交替して行います。

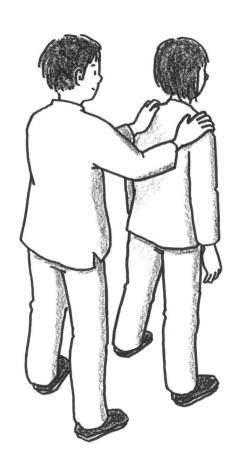

第十一式　両背共揺(りょうはいきょうよう)

二人で直立して、背中合わせになり、腕を組んで目を閉じます。ゆっくり小さく左右同じ方向に、また前後に揺らします。腰を左右にひねります。

各々5回ずつ繰り返します。自然呼吸で行います。

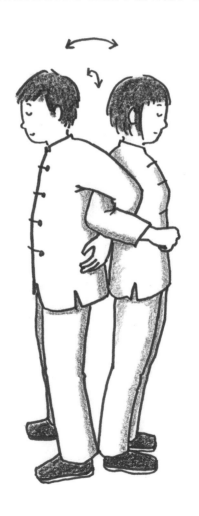

第十二式　手当充身(てあてじゅうしん)

手のひらに充ちた氣を頭部の前後、両腕の内側から外側、胸前から下腹部、両脇、両脚の後側から前側に、ゆっくりとたたきながら入れてゆきます。

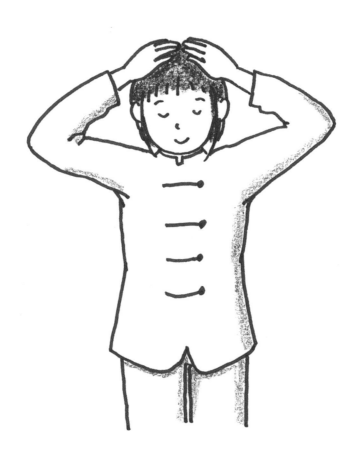

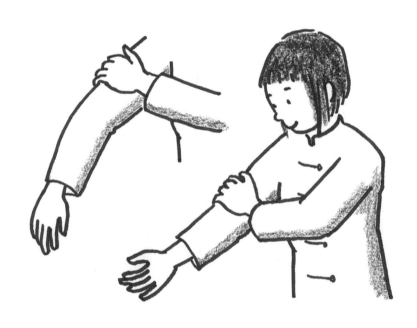

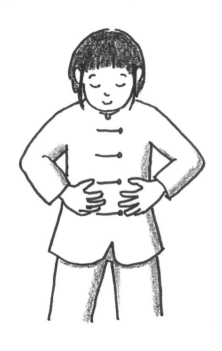
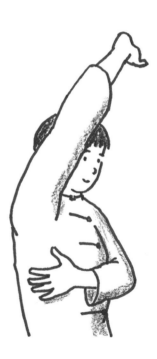

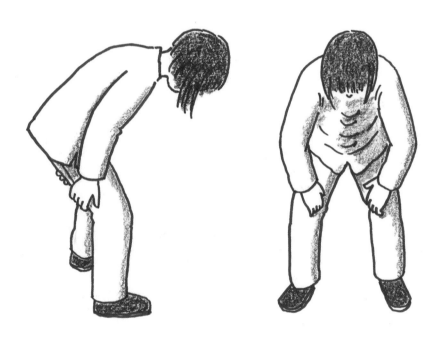

第五章
邑薬師健筆

「むらおこし」という地方活性化が唱えられるように
なって久しくなります。元々、農林漁業の生産活動に
従事する人が住む田舎「村」の他に、古代中国の集落
「邑」もあります。口冠に巴。人々が口に出して話し
た事が渦巻き状に巡る象形文字。住民と来訪者が交流
する願いを託し、健康長寿の縁を支える有志として、
自らを邑薬師と名のり、ささやかな随筆を書かせてい
ただきます。

1　腹式呼吸と血圧

一家に一台。どこの家庭でも血圧計がそなえてあります。家族に高齢者がいれば、なおさらです。病院や福祉施設では、毎日定時に血圧測定をします。駆け込んだ直後の定期検診で、長い待合時間にイライラしながら測定する血圧は、通常の家庭生活で測定する数値より高くなりがちです。

我が薬店で血圧計をお買上げになるお客様には、自分で測定できるように、その場で説明して試していただくようにしています。まずは、通常の状態で測定します。その後に腹式呼吸を3回繰り返してから、再び測定します。鼻から3秒で息を吸い、下腹部をふくらませて、1秒止め、口から細く長く6秒でゆっくり吐き出します。わずか数分後でありながら、最高血圧と最低血圧が約20～30mmHg減少します。

お客様は、ほっと胸をなでおろして、ほほえみます。

ほ乳類は一生に心臓が20億回鼓動して、3億回呼吸するそうです。象もネズミも人も同じ位だといいます。象は100年近い寿命であるが、ネズミは数年しか生きられない。ゆっ

76

くり呼吸する象は長生きで、速く呼吸するネズミは短命となります。

人間の天寿は科学的データーによると120歳まで生き延びられるといいます。もちろん、食生活から運動や労働など生活習慣や自然環境が整ってのことですが。意識して有酸素のゆっくりした動作の軽運動が生涯体育としてふさわしいと思います。心肺機能に負荷がかかる激しい呼吸の競技スポーツは、高齢者や病人には勧めにくくなります。

腹式呼吸の運動の恩恵は血圧降下だけでない。60歳代の男性が、週2〜3回、約30分の散歩で血糖値が下がったといいます。中性脂肪が多く、肥満で悩んでいた50歳代の男性も油分の多い食事から野菜中心に変えて、万歩計を使いながらの徒歩を習慣にして、1年かけて約20キロ減量しました。

瞬発力を使う球技や、他者と記録を競う走り泳ぐ競技ではなく、ゆるい呼吸と動作をともなえば、自然に長生きとなります。肉体も頭脳もフル回転のテンポの速い現代社会は、都市でも地方でも心身に見えざる精神疲労が蓄積します。象とネズミの鼓動と呼吸ではないが、呼吸の数を減らせば、鼓動の数も減り、長寿の助けとなります。

私の住む宮城県の登米市では旧9町村に公営のスポーツクラブがあります。全てのクラブにヨガ教室があります。20歳代から60歳代の退職した団塊の世代の受講生が中心です。

私の氣功太極拳が60歳代から70歳代の受講生であるのに比べると、うらやましいかぎりです。ヨガの方が、女性にはダイエットやシェイプアップの美容のイメージでなじみやすいかもしれません。ストレス解消や脳活などの体験談など口

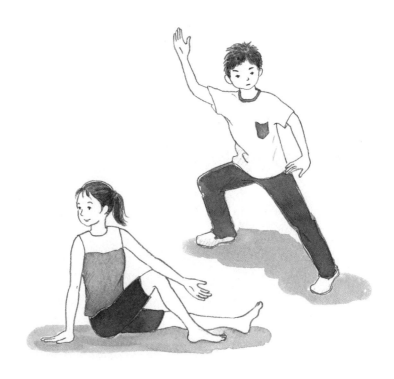

コミで広がれば、氣功教室の新たなイメージが伝わるでしょう。インド発祥のヨガと中国伝来の氣功太極拳。スローエクササイズでポーズを決めながらの腹式呼吸は共通です。

もう一つの高齢者スポーツとしてグランドゴルフとパークゴルフが浸透しています。市内のスポーツクラブやサークルでは、一般のゴルフを凌ぐ静かなブームです。80歳代から90歳代まで取り組める手軽なチームゲーム。歩きながら集中力を養います。近所の愛好熟年者がデイサービスやショートステイ、グループホームに通っているという話は聞きません。

毎日、数分でも腹式呼吸を意識して日課にすればと、関わる皆様に試していただいています。「持病があっても、身体をいたわり、だましだまししながら」と助言しています。この世代で地域の健康寿命を延ばしてほしいものです。

2　腰痛と便秘

40歳代のかつてスポーツに励んだ友人達の悩みに腰痛があります。

20歳代までの学生時代や青年団などで野球やサッカーの現役

選手も職場や家庭中心の生活となると運動不足気味になる。事務職や運転手など長時間、同じ姿勢で働く。土木や建築現場の肉体労働では、不自然な姿勢で何時間も作業する。朝礼や午後の休息時間にラジオ体操をする職場もありますが、パソコンなどの眼精疲労は肩こりや腰痛の原因となります。

車社会の現代では、歩いて数分でも自家用車で移動することがあります。特に地方では、鉄道やバスなどの公共交通網に恵まれていないので、自然と歩く時間が少なくなります。研修などで都市に出かけて驚くのは、階段と坂道の多さです。私達、田舎の人間の何倍も歩くのではないでしょうか。あえてウォーキングやジョギングなどのトレーニングをしなくても脚力を鍛えていることになります。

筋肉疲労は休養すれば回復するが、職業病としての腰痛は慢性の症状となります。ずっと腰を曲げての農作業を続けて、猫背から腰痛となる老人が数多く見られます。

長年通ってくれている受講生のひとりに、ある農家の女性がいます。彼女は仕事の合間に第一章で紹介した萬歩氣功を実践しています。姿勢を正して、腹式呼吸でリズミカルに歩く方法です。腰痛もやわらぎ、腕と足の同じ側を振り出すので、

骨盤をひねらず、骨格の左右のバランスを矯正することができるのです。

また、加齢と共に衰えやすい筋肉に腹筋があります。友人のダンサーがレッスンに熱心すぎて腰痛になりました。仕事の都合で、整形外科や整体院に通う時間がない。私は朝の起床後に仰向けで両膝を立てての上体起こしや、数センチ、首や足を上げたまま止める腹筋運動を勧めてみました。数カ月して楽になったという朗報の手紙が届きました。私も、週2～3回実践しています。おかげ様で、1日数時間、パソコンに向かってのデスクワークや長時間の車の運転でも、筋肉痛や関節痛の回復時間が短くなりました。

ヘルニアや坐骨神経痛でお悩みの方にも、ゆっくりでも萬歩氣功を試していただきたい。下腹部をへこましながらの発声なので腹筋を刺激します。80歳代のカラオケサークルメンバーや90歳代の民謡歌手は、毎日の畑仕事の日課を欠かしません。腹筋トレーニングは隠れた健康長寿術となります。

頭痛。肩こり。不眠。のぼせ。冷え症。手足のしびれ。むくみ。女性特有の症状「不定愁訴」の大半が便秘を併発しています。また、一日何度も排便するが、すっきりしない宿便が

たまっている「しぶり腹」のお客様もいます。問診しながら、血流を改善して余分な体液を排泄する各人に応じた漢方療法を紹介します。加えて、芋類や海草など食物繊維（せんい）の多い食材の摂取も助言します。それでも便通が悪い方の多くは、排便時に踏ん張る腹筋の衰えにあることがわかりました。仰向けで上体を起こせないのです。内服薬はもちろんであるが、腸に刺激を与える腹筋がゆるめば、排便が鈍くなるのは当然です。両手を重ねて、へその周囲を押しながら回すマッサージや前記の腹筋運動が快便につながります。

ヨーグルトや味噌など発酵食品を多く摂り、ゆるくても肉体労働をする海外の民族や国内の地方住民に健康長寿が多いといいます。腸の栄養吸収と排泄を助ける発酵食と適度な運動。年金生活で貯金が少なくても筋肉を貯える（たくわ）「貯筋」。活発に腸を働かせる家庭食で「快腸」。熟年同窓会では、病氣自慢や昔話ではなく貯筋と快腸の話題に花を咲かせていただきたいものです。

3　健脳のために

中国伝来の食養生「薬膳」の効能に「健脳」があります。日本語にはないが、脳を健（すこや）かにする意味です。ホヤやホタテの

貝とか、松の実やクルミなどの木の実が良いとされています。毎日の家庭食では、めったに使わない食材です。昭和40年代の高度経済成長から日本人の食卓が一変しました。和食から洋食へ。魚貝類や豆類などから畜肉や乳製品のたんぱく源が多くなりました。栄養状態が良くなり長寿世界一にもなりました。しかし、子どもの偏食による発達障害、外食が多い働き盛りの生活習慣病、高齢者の歩行困難から寝たきり、健忘症から認知症と、これが健全な状態での長生きかと考えさせられます。

介護保険制度が導入されてから、自宅介護から家族が安心して勤めて働ける宅老介護ができる時世となりました。かつて「痴呆症」とか「ぼけ」と呼ばれていた加齢による知的活動の低下を「認知症」と呼ばれることになりました。自宅で自立できないお年寄りを支えるために離職したり、廃業したり、結婚しても実家に帰らざるをえない現役世代をまのあたりにします。食事、運動、睡眠などに気配りしても、早かれ遅かれ誰でも老化は免れません。「いかに引き延ばすか」です。

「自宅の畳の上で家族に看取られ大往生したい」
現代の日本では過去の美談になりました。いかに子孫や身内に迷惑かけずに潔く人生の幕を閉じるか。2020年代には

65 歳以上の寝たきりより認知症の要介護者が増えるといわれています。

60 歳退職でも年金受給を 65 歳からと生活設計して嘱託で働く人がほとんどになるでしょう。農林水産業や商店、職人の自営業なら 80 歳まで働いている方がご近所におられます。

歩く生活習慣を多く、身体を動かして働き続ける環境を生活圏で取り組んでいくことです。保健師さんらの行政の指導と私達、民間の実践。中高年だけでなくコミュニティー（共同体）として青少年から子育て世代までの様々な啓蒙が必要となります。行政としては町内会や各種団体での健康講座となりますが、私の場合は漢方相談のお客様や氣功・薬膳教室の受講生の少人数の指導や個別の助言となります。手間暇かかる物販の利益につながりにくい地道な活動です。病院では何時間も待たされ数分間の診療。「いかに治すか」より「いかに罹ぬか」。予防医学の未来の一助になればと願っております。

小説家で短命の方は多いのですが、節制した芸術家は長生きしています。俳優の森繁久弥さんや長岡輝子さんは 90 歳代半ばまでラジオの朗読番組に出演しておりました。書家の篠田桃紅さんは 1813 年生まれですから、すでに 100 歳を越

えて、創作活動を続けています。医師の日野原重明さんも
105歳まで講演と執筆に専念しました。考えて話したり、
手先を使うのは最高の脳トレに他なりません。「人生、これ
で終わり」と決めたり「もう後継ぎができた」と安心したと
たんに、お迎えが来るのかもしれません。

私も中国健康体操「氣功」、インドのグループワーク「笑い
ヨガ」、中国食養生料理「薬膳」、演劇情動療法「語りと対話」
の資格をもっています。晩年に万が一、車椅子生活になって
も脳の老化を抑えれば、これらの活動はできると信じていま
す。語り継ぐだけでなく、活字にして描き遺して、次世代に
伝え広めていく。人生折り返し。これまでが楽屋待ちの稽古。
これからが本番の舞台。日々、新たな出合いでの共同創作を
巡演して参ります。

4　日光浴と老化予防

目がかすみ、視界が狭くなる。歯が抜け落ち、食物が噛み砕
きにくくなる。骨格が弱くなり、転倒して骨折する。関節の
軟骨がすり減り、腰が曲がったり、膝が曲がらなくなる。耳
が遠くなり音声が聞き取りにくくなる。平均寿命が80歳代
に延びても、五体満足とはいえなくなります。バランスの良

い栄養素や適度なカロリーの食事、十分な睡眠、ほど良い運動を心がけても長年の生活習慣のゆがみに肉体はさからえません。

地球環境の変化で大氣圏のオゾン層が破壊され、日光の紫外線による肌荒れや皮膚病の原因となる危険性があるといわれています。

しかし、紫外線はカルシウムを吸収しやすくするビタミンＤの生成に不可欠で、殺菌作用もあります。また、日光の赤外線は、細胞の代謝を高め、血流を良くして、身体を温める作用があります。長時間でなければ日光浴は筋肉と骨格だけでなく、臓器の老化予防に役立つ事は言うまでもありません。病院、老人や障害者の福祉施設では、スタッフ不足とスケジュールの調整がつかずに、外氣に触れる散歩の時間が少ないそうです。森や公園などでの萬歩氣功や樹林氣功を週１回でも取り入れてほしいものです。

小学校の朝礼での整列を観察すると、すっくと自然体で立つことができずに、下半身の安定しない子ども達がいかに多いことか。また、靴の足底をひきずりながら徒歩通学する中学生と高校生の姿も目につきます。幼少期からの成長期にいわ

ゆる「外遊び」が少なくカルシウムの生成不足で、身体を支える骨格が発達不良氣味かと考えられます。そして、下半身の筋力不足や偏食が原因で、虫歯や歯周病への影響もあるのではないでしょうか。

既に書いた事で、戦後の高度経済成長後の日本人の食生活の変化で和食の割合が減少しました。カルシウムを生成するビタミンDが多く含まれる食材としてシイタケなどのきのこ類

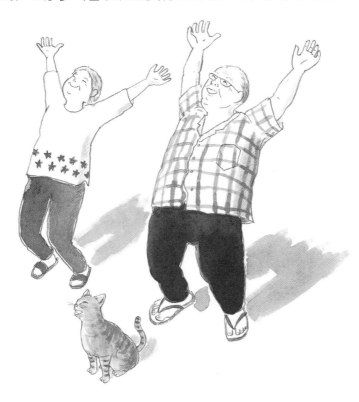

やアジ、サバ、サンマなどの青背魚、サケなど赤身魚があげられます。毎日の食卓でなじみがなくなった食材ではないでしょうか。アメリカから逆輸入されたマクロビオティック(独自の陰陽論を基に、食材や調理法のバランスを考える食事法・長寿法)などで、和食が見直されています。「ご飯に一汁一菜」、具沢山の味噌汁と惣菜。未来をになう青少年のための食育を再考すべきです。

ここ数年、私は1日2食となりました。ご飯に味噌汁、焼き魚、梅干し、納豆、鶏卵の自炊の朝食献立は変わりません。

北京中医薬大学日本分校で氣功を学んでから、人間の身体が様々なエネルギーを吸収、排出して、循環している事を体感しています。いわゆる静電氣と言われる電磁氣。酸素や血液、体液などの素粒子。

太陽光からの遠赤外線。磁氣や遠赤外線の温熱を手のひらで放射する外氣功を体験すると、人間のエネルギーの源泉は、食物だけでなく天地の自然からいただいていることを確認させられます。

東日本大震災での福島原子力発電所の事故以来、急速に太陽

光パネル発電が普及しました。自然エネルギー発電は機械だけではないのです。人間の身体自体そのものが、熱と電氣を生み出す発電機といえるのではないでしょうか。

骨密度が上がれば、転倒しても骨折することが少なくなります。骨折後に歩行困難や寝たきりになり、内臓疾患におよぶ要介護の連鎖を防がなければなりません。抜歯して入歯になり、流動食をいただくようになってからでは話（歯無し）になりません。日光浴しながら、腹式呼吸の散歩。大空の雲や海原の彼方、樹木や植物を眺めながら目を休める。鳥のさえずりや風のささやきに耳を澄ます。ご家族やお仲間、お一人様でも年代問わずに心身の充電で氣楽になっていただきたいものです。

5　朝氣功のすすめ

私は東向きのカーテン越しの窓から朝日が差し込む２階の部屋に寝ています。夏至の頃なら４時頃、冬至の頃なら７時頃と日の出と共に起床する習慣になりました。夏の睡眠不足は昼寝で補います。それでも１日合計７時間程度の睡眠時間を確保するようにしています。

パソコンのメールのチェックと送受信。新聞を読みながら、その日の仕事や雑務の時間調整。読書しながらのメモ収集と執筆。そして、夏なら日差しが強くなる前に、冬なら陽だまりあふれる時に、近所の公園に出かけます。軽いストレッチやスローな氣功をした後に、樹林氣功など動かないポーズで自然呼吸や腹式深呼吸の「静功」をします。かたわらに紙とペンを置くようにしてます。考えて生み出すのではなく、夢想の境地から湧き出るアイディアや閃きを書きとめるようにしてます。書き貯めることは全ての表現を描くことにつながるからです。

脳波にアルファ波とシータ波があります。アルファ波はリラックスして集中力が増し、学習能力が高まります。シータ波は瞑想状態でまどろみ、創造力が高まります。受験勉強や試験前の学習は夜型でした。

30歳代後半から試験や資格の暗記科目ではなく文筆創作のための自分の時間となると、自然と朝型に変化してきました。一日の労働をねぎらう夕食と晩酌の後は、肉体も頭脳も疲れきってます。目覚まし時計の時刻をセットして、さっさと入浴、就寝してしまいます。30歳代半ばまでは、週2〜3回、友人や先輩、ご近所さんらと「飲みにけーしょん」会議や寄

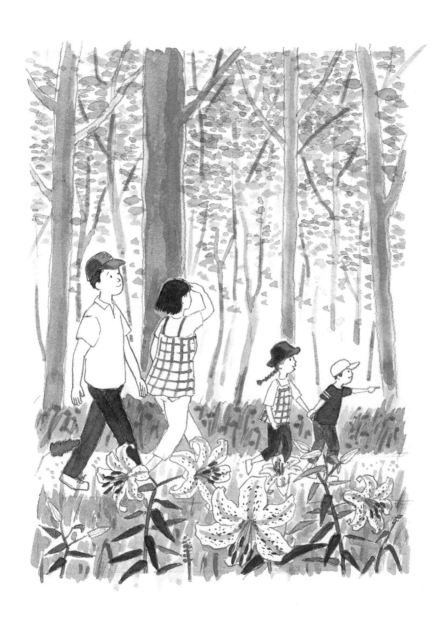

り合いの後の飲み歩きにふけっていた頃がありました。気功や薬膳の指導員の取得で夜間教室を開講したり、父親の介護に備えるようになると、酒宴からは足が遠のいてきました。学生時代にもどったように活字や映像に接する機会が増えました。

自分自身のための「朝活」は、アルファ波とシータ波が頭脳に充ちあふれてます。勉学と運動の両立「文武両道」ではないが、まずは心身を養生してこその脳活であると思います。呼吸数が多くなる激しいスポーツではなく呼吸数が少なくなる腹式深呼吸をともなう有酸素運動。老けにくい脳のための朝の時間を活用しましょう。

地元の小中学校の学習支援員として月1回、紙芝居の上演や昔話の語りをしてます。15分の最初の数分に発声しながらの気功や笑いヨガを子ども達と一緒に行います。恥ずかしがって声が出せなかったり、静かに座ることができずに落ち着きのない少年少女達一人一人に目配せします。「君のために話しかけているよ」「一緒に身体を動かそうね」以前、多動性の支援学校を訪問して、ボランティア朗読で体得したコツです。上から目線の読み聞かせではない。受身の観客でもない。その場の物語に参加できるように登場人物の台詞を復唱しても

らうこともあります。感想を述べ合うこともしています。

健常者と知的障害者の境界はあるのだろうか。心の闇を抱え、情緒不安定の健常者と社会生活ができなくとも特別な表現能力を発揮する障害者。物語を聞いて、身体を刺激して、対話する。支援学校の放課後のクラブや、成人の知的障害者の作業所でも同じような試みをしています。舞台の上手い職業俳優の育成よりも地域の生活役者の発掘に氣功を活用できるのではないだろうか。自分自身のためばかりでなく、社会のための朝活の実験と素人演出の実践は始まったばかりです。

6　歩行と姿勢

寺での座禅でも、ジョギングやマラソンでも、始めた時は苦痛でも、ある時間を経過すると快感になるのはなぜだろうか。ゆっくりでも速くても一定のリズムで呼吸を刻み、同じ姿勢や走法を保つ。座禅の心得に調身・調息・調心（身を整え、息を整えれば、心が整う）があります。ヨガの瞑想でも無理に雑念をはらわずに、呼吸に集中すれば、おのずから無想の世界に導かれます。

30 年以上も前から我が登米市登米町では、ハーフマラソン

大会が開催され、老若男女2500名以上が参加するまでになりました。特に中高年の選手が多くなりました。健康維持のためはもちろんですが、ランナーズハイと言われる走る事による快感によるものでしょう。また、宮城県・岩手県・秋田県の県境にそびえる栗駒山（標高1626メートル）は、ブナの原生林や周囲の温泉郷とともに熟年登山愛好者に根強い人氣があります。山歩きと森林浴と温泉浴。ここにも大自然に抱かれたウォーキングハイの快感があるのかもしれません。加えて、ノルディックウォーキングの講座も盛んになりました。ポールを持ち、海岸や湖畔、高山植物が咲く湿原を闊歩する団塊の世代の姿が、全国津々浦々に繰り出すようになりました。

春夏秋冬を問わずに氣功教室のない快晴の朝は、萬歩氣功で近所の里山を歩きます。発声しながらの丹田を凹ますナンバ歩きの脱力歩行。まさに歩く禅「歩禅」の境地になります。毛細血管まで血流が巡り、心肺機能が高められます。下腹部を刺激しながらの呼吸であるから消化や便通が良くなります。歩きながら雑念を消し去り、瞑想状態になります。無我の心境から発想力が養われる。基礎代謝が上がり、適正体重を保てるようになります。遠方の樹木を見ながら、木立の光を浴び、匂いをかぎながら、鳥の合唱に耳を澄まします。

ゆるい筋肉トレーニングとリラックス瞑想を兼ねるエクササイズ。自分だけの鍛錬ではなく、80歳代の母親のリハビリにも活用しています。月2回、20分位ゆるいアップダウンのある芝生の散策路を歩きます。コンクリートの歩道は膝に負担をかけるからです。真冬の晴間でもコートと毛糸の帽子と手袋着用で、雪溶け道を歩きます。ゆっくりでも猫背にならないように、両腕をふりながら。おかげ様で紙おむつや杖、車椅子のお世話にはなっていません。

80歳代以降の高齢者の自動車事故の記事が、新聞報道されるようになりました。本人は運転意欲があっても、反射神経が鈍れば安全確認を怠り、事故に巻き込まれる可能性もあります。家族の運転免許返納の見極め時が必要だと考えます。母も、80歳で白内障手術をする前まで自動車運転で身近な買物ができました。

しかし、手術後の視力の衰えから、免許を返納させることにしました。かわってウォーキングのリハビリを続けさせています。寝たきりなきピンピンコロリのために。ささやかな恩返しだと思っています。あと、何年生かせるでしょうか。

東北地方の田舎町では農林漁業が基幹産業で、腰を曲げての長時間の肉体労働による猫背の老人を多く見かけます。また、パソコン事務やスマホ通信のためか、首をもたげて背筋を伸ばして座る事ができない青少年もいます。猫背は首や肩に負担がかかり、頭痛、筋肉痛、目の疲れ、胃弱、うつ、健忘症の原因になります。現代病といわれる病名にならない「未病」予防のためには、年代を問わずに、日常で背筋を伸ばして息を吐きながら歩く生活習慣を身につければと願ってます。

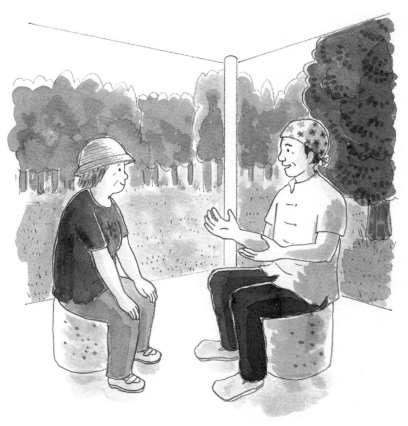

「介護は頑張っても現状維持。若干、改善する事もあるが…」
40 年以上、福祉の現場で働いた老人施設の管理者の温かく
厳しい激励を胸に刻んでます。年老いて、家族や隣人に迷惑
かけないように、さあ今からでも意識して姿勢を正してまい
りましょう。

7　地産薬膳で健康長寿

新聞を開いて週刊誌の見出しで一番目につくのは、健康長寿
食特集です。「○○油は血液をサラサラにする」「この食材を
毎日摂取すれば認知症を予防できる」「100 歳越えの元氣な
お年寄りの献立」等々。

書店の雑誌コーナーで立ち読みします。「なるほど」と納得
しながら、身近な食材を使った料理を試作します。自然と家
庭での自炊が多くなり、外食の回数が減りました。東京の学
生時代や社会人時代の慢性疲労やストレスが解消されるよう
になりました。インスタント食品や濃い味の定食などから縁
遠くなりました。

テレビでは日本のお達者老人や海外の長寿村の特集番組を見

ます。

澄んだ空気と水に恵まれ、山間地や離島で労働するお爺さんお婆さんの笑顔が、まぶしい程です。日本なら味噌しょう油などの発酵調味料を使った野菜や魚貝料理、海外ならヨーグルトなどの発酵食や新鮮な果物など地産食材が、介護を受けずに家族や隣人と共棲する生涯現役の秘訣だということがわかります。

私が住む宮城県の登米市は純農村地帯で、宮城県下一の農業生産額を誇ってます。所得水準は低いが、兼業農家が米や野菜を栽培して自給できるので食生活には恵まれています。気功教室で孫を連れてきた農家の60歳代の女性と話しました。息子の早朝出勤で、嫁は夜勤が多く、コンビニ弁当ですませることがあるそうです。手づくりの朝食や夕食をつくる手間暇がない。ひとときもじっとしてられない小学校低学年の子どもの様子が変だと感じました。注意しても言葉の意味を理解できない。情緒不安定の性格を越して明らかに多動性の精神障害を悟りました。先天的な症状ではないそうです。幼児の頃から家族団欒の食事が少なかった弊害に胸を痛めました。

その直後、知人が所長をしている福祉作業所での月例の地元の食材を使った薬膳料理教室の依頼が舞い込みました。家庭食を通じて、地域の生産者を応援しながら、観光客向けの郷土料理ではなく、海外の民族家庭料理を共同調理してみました。東日本大震災前から始まった地産薬膳教室は100回を越えました。中華からイタリアン、フレンチからインド、東南アジアから南北アメリカ、アフリカ、ヨーロッパ諸国まで。まさに食べるだけで世界一周氣分の「みやぎ地産食材で万国薬膳」レシピを見ながら食材をそろえて、家庭で孫にご馳走する受講生も常連の参加者です。家庭での食育は、都市も農山漁村も地産食材の再発見になるのではないでしょうか。

健康長寿を保つための免疫力を高める登米市地産の旬の特産食材を紹介させていただきます。春はミネラルが豊富なクレソン、血液浄化作用のあるウドやセリ。夏は整腸作用のあるケール、生活習慣病予防に役立つアシタバや空芯菜、利尿作用のあるトウガン、悪性腫瘍予防の菱の実。秋は西洋医学では「マジックマッシュルーム」と呼ばれガン治療に使われているマイタケ、解毒作用のあるマコモダケ、アレルゲンのない血管強化作用のある韃靼蕎麦。

冬は滋養強壮作用のあるアピオス（アンデス芋）、不眠やス

トレスを改善する百合根、心臓や呼吸器の機能を高めるレンコン、宿便を排泄するヤーコン、血糖値を下げる菊芋など。これらの地産薬膳食材をつかった料理レシピを再調理して、レシピ集の自主出版を企画しております。行政の栄養士や保健師が中心となり民間女性による食生活改善委員が組織されています。伝統郷土料理の普及だけでなく、我等の創作料理を紹介するつもりです。

循環経済の促進と食育の普及と国際食文化理解。「三方良し」の薬膳料理を目指してまいります。

8 男も自炊を

地産薬膳教室が口コミとなり某公民館から男の料理教室の講師の依頼がありました。20数名の熟年世代に鉄分が豊富な野菜であるモロヘイヤと夏野菜のパスタを共同調理しました。それまでは酒の肴として和食中心の献立でしたが、珍しい洋食に「嫁や婿、孫と一緒に食べれる」「万が一、連れ合いが寝たきりになったときに備えて料理を覚えてみるか」とか感想が飛び交いました。担当の若い独身の男性職員は「手づくりの得意料理を磨いて、将来の彼女の胃袋とハートを射止めたい」と爆笑をさそいました。親子対象だけでなく若い

男女の婚活料理教室も未来の家事共同のリハーサルイベント
として提唱して、共働きのカップル誕生を願いたいものです。

自炊は 19 歳で上京した学生時代にさかのぼります。通学距
離が 30 分の大学 2 年生までは弁当を持参していました。煮
物や味噌汁、シチューやスープなど大鍋で作り置きして調理
時間と食費を節約する習慣は、その頃から培ったものです。
地方出身の友人達が聞きつけて、最寄りの駅から徒歩 20 分
の郊外の畑の中のアパートは、たちまち週末に友人達の酒盛
りのたまり場となりました。

粗末な食事「粗食」ではなく素材の味を活かした「素食」を
心がけています。味噌汁や吸い物、おでんなど和食は朝食の
定番です。カツオやサバなどの削り節、ワカメや昆布などの
海藻、イワシなどの煮干し、シイタケなどのキノコで出汁を
とります。野菜類、豆腐や油揚げなど豆を原料とした食材、
キノコ類、海藻類、ジャガイモやサツマイモなど芋類を組み
合わせて具材とします。そして、塩分、糖分、油脂を控えめ
にした味付けをします。洋食ならば香辛料を使えば薄味にで
きます。春夏秋冬の地元産の旬の食材ならば、鮮度が良く安
心安全、生産者を応援して地域経済に貢献できます。

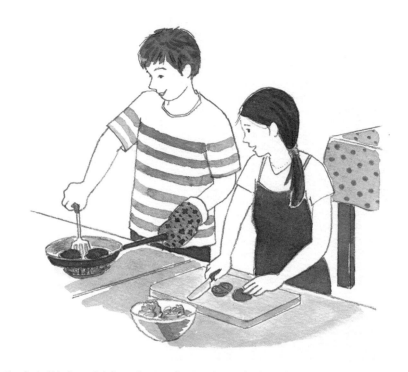

和食と洋食の割合、たんぱく源とて畜肉と魚貝類、豆類などのバランスにも氣を配っています。この原稿を執筆している西暦2018年は明治150年。洋食が普及して100数十年余り。戦後70数年で急速に日本の食生活が西洋化しました。全国の健康長寿地域は1日1回は伝統的な和食で暮らしているそうです。千年以上も日本人の体質を養ってきた民族料理を再考して、生活習慣病や老化現象、精神不安の予防ができると思います。長野県が住民ぐるみで減塩に取り組み、平均寿命を延ばしました。家庭の自炊を見直し、男性も台所で活躍す

れば、家族円満となるのではないでしょうか。

健康長寿のための薬膳食材の効能をまとめると、4大テーマが掲げられます。

①整腸作用　便秘や下痢、宿便などを緩和する腸の働きを活発にして栄養の吸収と老廃物の排泄力を高める。
②浄血作用　血圧や血糖値、中性脂肪や鉄分などの過不足や血管の硬化による様々な障害から生活習慣病を改善する。
③免疫力向上　外部からのウイルス感染や化学物質の摂取、神経疲労などを予防したり、解毒する細胞を養う。
④骨密度　骨格や軟骨、歯など食生活でもカルシウムなどのミネラル不足が子どもの発育不良や老人の歩行困難など予防する。

古代中国では「瘍医（外科医）」「疾医（内科医）」「獣医」そして「食医」がいました。食医は現代の管理栄養士です。我々自身が家庭食医となり、日々の食生活から家族各人にふさわしい食事を提供することが問われています。

103

ちなみに私が住む宮城県北では食費が家計に占める割合「エンゲル係数」が 25% 程度だそうです。地元で栽培した薬膳食材を「直買い」して生産者の収入を支えながら、住民自身の生涯現役生活の種まきをしていこうと考えています。

9　ライフワークで描き遺す

60 歳代で定年退職したり 80 歳頃まで自営業にいそしんでいた方が、仕事をやめた途端に体調を崩して、入院して亡くなる方がいます。また、地域のお世話役やボランティアを第二の人生として活躍していた方も、役職を辞めた後に認知症や寝たきりになる場合も少なくありません。個人営業でも自家用車を運転できなくなったり、交通機関を利用できなくなる年齢が、仕事の引き際となるようです。軽トラックを運転して資材を買い求めて畑仕事をしたり、ライトバンで配達をしてきた 80 歳代の男性も、免許を返納した直後に福祉施設に入所しました。また、親の介護のために定年を待たずに退職した家族も身近に少なからずおられます。

生涯、家族や社会に迷惑をかけずに自立して生きることが理想ですが、想えば想うほど心身の老化は反比例していきます。

精密な機械でも減価償却します。人間の生命もゆるやかに衰えていきます。

100歳まで自宅で暮らした近所のご年輩に共通な日課があります。新聞や読書など活字に触れ、日記やメモ書きを欠かさない。テレビよりもラジオ放送の音楽や語りに耳を傾ける。家族と同居や一人暮らしでも毎日、会話する。錆びない脳活です。

演劇情動療法士の朗読セッションに参加して気づかされた事があります。物語の内容を覚えているのも大切ですが、感想を述べ合ったり、登場人物などに関連する若い頃の体験の回想を引き出したりします。認知症が進行すると、話した事や話しかけた事を忘れているが、昔の懐かしい良い想い出をしゃべりまくることがあります。

ライフワーク。日本語にすると天職とか生涯事業。収入を得るための生業を続けられる方もいるが、ほとんどの方は、後進に道を譲ると第一線から退きます。体力と知力の限界があるからです。

自伝執筆講座がカルチャーセンターや公民館などで人気を博

しています。90歳近くになった友人の母親は、社長夫人としての苦労話や楽しいエピソードを綴って自費出版しました。職人ならば特殊技術を、商人ならば独自の商法を、自分の職場から子孫に引き継いでほしい事を活字や写真で描き遺してほしいものです。数十年の現場を書き連ねる事を、誰もが人生の遺言として表現していただきたい。

身体が不自由になっても脳を働かせ、未来社会への自分の軌跡を伝えていく作業は、晩年の最良のライフワークとなるのではないでしょうか。

友人のお見合い話で初対面の女性から「人生設計がありますか」と尋ねられ「私は設計士ではありません」と真面目に答えた笑えるエピソードがあります。「年収いくらですか」よりも現実的な問答です。

友人達はめでたく結婚して仲睦まじい夫婦となりました。肉親の介護や子どもの教育、転勤や転職など自分の努力だけで、想い描いたような人生設計図は実現しません。「念ずれば通じる」「願えば叶う」引き寄せの法則通りに人間の運命は開かれないのが現実です。

今はできなくても健康で長生きして備えれば、理想は手繰り
寄せられるのではないでしょうか。私は40年以上前の高校
生時代に、自分の表現活動を出版して講演する目標を掲げま
した。上京してマスコミ研究室に在籍する学生と社会人を経
て、家業を継ぐための帰郷は、悔しい思い出でした。それで
も毎日、活字や音楽、映像に触れ、メモを書き貯めて、健康
に関わる生業を出版させていただく機会が訪れました。初め
てライフワークの出発点に立ったのです。個人の夢だけでは、
縁には恵まれません。充たして運を待った甲斐がありました。
自分の生活する地域と地球の未来のための独創表現を描き遺
していく。偉くならなくても、誰もが自分のライフワークを
全うしていけるのではないでしょうか。今からでも遅くない
のだから。

10 「環方」事始め

テレビの連続韓国ドラマ「宮廷料理人チャングムの誓い」で
は女性の薬膳料理人が王族の病氣を治療する粗筋でした。中
国の東洋医学が漢方なら、韓国では「韓方」というそうです。
地産薬膳料理でクッパやビビンパを調理していただきました
が、肉や野菜を具材に酸味や辛味、苦味のほど良く調和した、
まさに「韓方」料理でした。

健康漢方相談稼業 30 年以上で痛感する事があります。運動、栄養、睡眠、静養など生活習慣から体質改善、精神安定を試みても、家族や職場、地域や交友関係、居住、気象、文化などが変わらなければ、様々な未病や疾患を再発させます。それなら別居すれば、引っ越しすれば、転職すればとかで解決する問題ではありません。これらの生活環境が要因となって引き起こされる心身の症状緩和の問答の時間が、東洋医学に基づく科学的解決の健康相談より長くなる事があります。私の造語ですが、生活や自然環境による健康の維持や増進、病気の治療などに対応できる東洋医学を「環方」と命名いたします。

様々な要因を五項目にまとめてみました。学校や職場のカウンセラーでも生活環境への免疫力や対応力を養わなければ、従来の療法では解消できない複雑な時代となってきています。

①家系　肉親が胃腸が悪いとか、がんが発病したとか、遺伝的要因からの疾患や体質があります。懐妊中や授乳中、成長期の栄養管理などで体質改善は可能です。近年多い幼児の花粉症や皮膚炎などアレルギー疾患

や青少年の自閉症や学習障害など体質だけでなく性格の遺伝によることもあります。第一の選択としてキノコ類とか海藻類など免疫力を高める食養生をお勧めします。

②家風　家父長制で老人の意見が強い旧家や本家、また教育に熱心すぎて過干渉や放任すぎる親のいる子ども、又は配偶者が後天的に心身の障害を訴える事があります。終戦直後までは体罰が当然のようでしたが、現代では虐待となります。

「感情的に怒るのではなく、道理を説明し相手の立場でおちついて叱る」職場の上司と部下、地域での先輩と後輩。家風があるように社風や地域性もあります。反面教師として、上から目線でなく強制せずに納得させる言動で啓蒙していきたいものです。

③家相　日当たりや風通し、地盤の湿氣など住居環境をいいます。日本伝統の木造建築は障子や襖_{ふすま}などで部屋を仕切り、日照や風向きに氣を配り、湿度や猛暑から身体を護る構造でした。マンションやアパートなど現代建築では、壁とドアで密封されて、皮膚呼吸ができにくくなっています。

冷暖房も完備された快適空間では、汗をかかない体質となったり、都市の冷房の放射熱によるヒートア

イランド現象で体温調節機能が弱くなりました。下着の取り替えや衣服の脱ぎ着によるクールビズやウォームビズは身体だけでなく冷暖房機の電氣代節約になり、地球環境にも優しくなります。

④風土　地形による氣象で体質が決まります。日照時間の少ない山間地などでは冷え症になったり、風の強い海岸や沼の近くでは、呼吸器疾患に悩まされたりします。工場による大氣や廃液汚染など化学物質で公害病を引き起こしたりします。森林セラピーや海水浴など自然のエネルギーに触れる機会を増やしながら、免疫力の強化に努めたいものです。

⑤民度　世襲や檀家、家元など日本独特の封建性が、異文化交流や個性的な移住者の受け入れなど拒んでいる地域が残っています。先ほどの家風との関連もあり、伝統を守るために情報は取り入れるが、新しい発想を無視したりする傾向があります。

　　　　理想に燃える若者は、所得が少ないからだけではなく自己実現ができにくいため都市や海外に流出しがちではないでしょうか。

　　　　かく云う私も、これが一番のストレス源でした。青少年や女性の提案を議題にしない地域は、おのずから超高齢化となります。自由な表現で独創的な仕事

を受け入れる文化度が助成金頼みの地域創生以上に、未来を拓く要件です。

新聞や雑誌、テレビ、ラジオなどのマスコミの力を利用しようと考えるより、フェイスブックやメール、ユーチューブの動画などパーソナルなコミュニケーションを盛んにすれば、「塵も積もれば山となる」ではないが、個人個人の創作仲間とつながりができやすくなります。未来が明るくなります。ウェブ上での議論もできます。近くの隣人より遠くの縁者との出合いが、世界中どこでも誰でも社会参加できるようになるのではないでしょうか。

氣功指導体感記

私の住んでいる宮城県北では高齢化率が 30％を越えています。随所に老人福祉施設が急増しています。デイサービス、ショートステイ、グループホームなど、年金だけで入所できれば良いのですが、同居している家族の介助や遠方で暮らす子どもや兄弟姉妹の金銭支援が必要となります。

40 代から 50 代にかけて、体力氣力の衰えを自覚するようになりました。老人福祉施設や保健師や栄養士が出張する各地区のミニデイサービスの講師として招かれることがあります。車椅子に座ったまま立ちあがることができない老人にもスローエクササイズとしての氣功を指導します。萬歩氣功や樹林功はできなくても、笑い舞踏やあい氣球功を即興劇やゲーム感覚で楽しみながら伝えることができます。特に笑いのパフォーマンスは、その場で顔面の表情筋を動かし、発声しながら手足を動かすので全身運動にもなります。あい氣球功は、相手の視線に合わせて、ゆっくりと吸う吐くの呼吸を続けることで脳トレにつながります。

「認知症予防は頑張って現状維持」福祉施設の施設長の言葉が忘れられません。福祉施設のスタッフも一緒に覚えて、個

人的に声がけして復習しているようです。私の先輩が運営する老人福祉施設では、90歳代の元氣なご年輩が多く、私の出前講座を笑顔で迎えてくれます。彼は老人「娯楽」施設を自称するほど多彩な健康講座や慰問芸能で、脳の老化進行をゆるやかにしています。「日本国民の5人に1人が75歳以上になる。10人に1人が認知症になる」「高齢者のための病院や老人福祉施設が不足して、国家の医療費や国民の年金がパンクする」いわゆる団塊の世代の人口がピークとなる2025年問題が予想されています。

私の住む登米市では、要介護にならずに自立して生活できる健康寿命が男女共に県内ワースト3にランクされています。純農村で食料自給ができる地域でなぜなのか。「人口比率でタバコの喫煙率が高いのが一番の原因でしょう」知人の保健師さんが答えてくれました。男性はパチンコ店内で、女性は職場の休憩時間に屋外で紫煙を絶やさない光景を見かけます。私も二十歳の頃に一度だけ喫煙を試みましたが、立ちくらみを感じて、その後は一度も吸っていません。

また、子ども達だけでなく大人のアレルギー体質も増えています。杉やブタクサなど季節を問わない植物の花粉の飛散や大氣汚染が原因だといわれています。もちろん人間の免疫力

の低下もあります。幼児や小学生の中には、口をぽかんと開けたままの子どもも見うけられます。鼻から吸って、口から吐く鼻呼吸のできないことも、花粉症や皮膚炎、風邪をひきやすい体質の一因かと考えます。鼻から酸素を吸い込むことは、鼻毛がフィルターとなり雑菌防御になります。

30歳代の女性に週1回の氣功教室へ通っていただき、呼吸器が丈夫になり風邪がひきにくくなった、また女性特有の症状である冷え・のぼせなどの「不定愁訴」がやわらいだと喜ばれました。60歳代の女性は、樹木や花壇のある自宅の庭で晴天の朝に1年間、太陽を背中に氣功を実践したところ、低体温（36℃以下）が改善して、慢性疲労を感じなくなったそうです。自分自身の健康を自分で守るセルフメディケーションのために氣功を日課にしていただきたいと思います。

20年前に中国医療氣功指導員になった時、無料体験会を始めました。自宅から徒歩3分。北上川の河川敷で4月から9月までの月1回、朝6時から1時間「日曜早起き氣功」です。悠久の大河から、朝日を浴びながら、清涼な酸素をゆっくりと呼吸して、ゆったりと心身をほぐす。春には対岸の土手の桜並木が川面に映し出される絶景となります。しだいに身体の芯から温まり、日頃のストレスがやわらいでいきます。

２歳年上の男性がつきあってくれました。彼は事務職やスポーツ少年団の指導などの激務で体調を崩していた頃でした。眼精疲労や不安感など抱えて悩んでいました。その後、自宅でヨガと組み合わせた腹式呼吸体操を日課として、数年かけて快復しました。

その後、野外氣功の舞台を移しました。宮城・岩手・秋田の三県にまたがる栗駒山のブナ原生林の散策路や滝の前、市内の里山にある沢辺のキャンプ場の木立、紅葉臨む沼辺…。巨木や樹林に手のひらをかざすと、ピリピリしたしびれ、スースーした涼しさ、ほわっとした温かさ、チクチクした痛みなど「氣感」を味わうことができます。氣を科学的に分析すると、電磁氣や遠赤外線、素粒子などの複合体だといわれています。電磁氣治療器や灸など温熱療法、鍼（はり）や指圧など鎮痛治療と同様に、自然から治癒力をいただくのが樹林氣功です。加えて精神安定ホルモンといわれるセロトニン分泌効果が樹林氣功にはあります。

10年近く、転職して不眠など不定愁訴が続いていた60歳代の女性が、ブナ原生林の樹林氣功を体験して、身体が温まり、眠りが深くなったそうです。今は孫育てや趣味、地域活動に

復帰して、氣功の定期教室にも通っていただいております。

ひと昔前までは、日本では木造建築がほとんどでした。今や通氣性や日照空間の少ない家屋や鉄筋コンクリートのオフィスが主流となりました。コンクリートジャングルの都市生活だけでなく、私の住む東北地方の片田舎でも自然と縁遠い暮らしとなりました。

一日中、パソコンとにらめっこしたり、営業車の運転など。農林水産業や建築業など肉体労働する人が激減しました。日光を浴び、季節の樹木や植物の香りを嗅いで、鳥の鳴き声を聞き、自然の色彩を眺めながら目を休めることが少なくなりました。樹林氣功は炎天下の夏であれば木陰で、晴天の冬であれば日だまりでお勧めします。目を閉じると瞑想の世界にひたれます。前記のセロトニンは幸せホルモンとも呼ばれています。座禅やヨガ、ストレッチング、ジョギング、ウォーキングなど有酸素の腹式呼吸運動を 10 分以上続けると脳内にセロトニンが分泌して、雑念をはらうことができます。

二十歳の頃に通った奥多摩の禅寺で座禅を体験しました。「調身・調息・調心」で、姿勢を正して座り、吸う息より吐く息を長くする丹田呼吸をすれば精神を調整できます。40 年近

く前の学生時代に回答のない悩みを抱えて、一人で禅寺を目指しました。2、3日の宿泊でしたが、早朝の1時間ほどの参禅、お粥の朝食、午前の庭の清掃や除草などの作務、再び夕方の参禅。猛暑の木陰に吹く涼風と渓流のせせらぎに心いやされました。考えれば、自然に触れての氣功指導という天命に導かれた原点があったのだと回想しています。

萬歩氣功がウォーキングやジョギング、競歩と違う点は、筋肉を鍛えるのではなく緩めるのが特徴です。踏み出す脚と振り出す腕が同じナンバ歩きは、江戸時代に1日10里（40キロ）以上も歩いていたという旅人の歩行法だといわれています。骨盤をひねらずに肩を脱力して腕を振るので、下半身の負担を軽くします。身体の左右がバランス調整できるので、関節や筋肉の痛みをやわらげるのに適しています。同時に吐く息でリズムを刻むので、脳神経の疲労回復や血流を促進します。現代人は、パソコンやスマホなどの電子機器で情報過多となり、受け取る脳神経はパンク寸前状態となっています。リズミカルな歩行法の萬歩氣功は、「脳休み」の功法なのです。

50歳代後半から10数年間、週1回、私の教室に通っていただいている農家の女性は、ひざの痛みや腰痛を抱えていました。今は片道4キロを自転車に乗って来てくれるほど改善

しました。ひざを折ることが多い畑仕事も無理なくできるようになりました。萬歩氣功は、杖や電動式シニアカーなどに頼らずに自分の脚で歩き続けたい方の格好の養生歩行法であり、生涯体育として日常の短時間でも実践できる健康術だとお勧めします。

そして、私自身が年齢と共に経験の蓄積による想像力や発想力が豊かになり、また記憶力も復活したように実感するのは、樹林氣功や萬歩氣功のおかげだと感心しています。運転中の車内でもトイレの中でも、入浴時以外は紙片とペンをポケットにしのばせています。仕事のアイディア。ひらめいた映像イメージ。知人への伝言など…。紙片はチラシの裏の白紙に書き記します。書きためて、手帳や創作ファイルに書き写します。20歳代、30歳代で生まれなかった言霊（ことだま）が湧き上がってくるのです。

スピードラーニングという語学教材があります。聞き流すだけで外国語の日常会話が習得できる優れものを自作で試みています。震災復興支援の出前公演で始めた「みちのく昔話」などを覚える際には、文節ごとに間を空けて、ミニカセットに吹きこんで運転中などに聞き流しながら復唱します。受験勉強などで座りながら英単語や人名、地名など何度も書いて

覚えたことが嘘のようです。目からの意識しての苦痛の暗記ではなく耳からの無意識の楽しみながらの学習ができるようになったのも氣功のおかげです。

100 歳まで自宅で施設のお世話にならずに過ごした近所の女性の日課は読書と新聞購読、日記でした。漢字まで確かな筆跡で綴っていたのを拝見した事があります。歩きながら自然の氣をいただき、描き話す。まさに天寿全うの極意ではないでしょうか。

高校生から二十歳にかけての成長期を終了した頃が、自分の適正体重だと言われています。取り組んできたスポーツによって標準体重ではなく、種目に適した体格があるからです。

中学校から柔道を始めて高校まで続けた時、身長 168 センチ、体重 69 キロが一番動ける適正体重でした。30 年前に帰省した時には、先輩や友人から毎晩のように酒席に誘われ、88 キロの超肥満体まで太りました。その後、70 キロ台まで減量しましたが、氣功指導員になってもベスト体重までにはなれませんでした。断食や減食などカロリー制限や数キロのジョギングに挑戦するつもりはありませんでした。
平成 21 年（2009 年）から始めた旬の季節の地元食材を使っ

た薬膳料理のレシピを考案する月例の教室がきっかけとなり、糖分や油脂控えめの料理法に目覚め、家庭でも自炊するようになりました。震災後は、萬歩氣功で丹田腹式呼吸を試しながら基礎代謝を上げていくように努めました。横隔膜を上げながら、ハッハッ、フッフッと下腹部を思い切り凹ましながら数分歩いただけで、真冬でもうっすらと汗ばんできます。長い坂道や階段を登る際も、ナンバ歩きで駆け上がるようにしました。都会の駅の階段などでは、一段とばして登るようにしました。手軽で身近な食養生とシェイプアップ。速く走れなくても長く歩き続ける基礎体力が授かりました。

歴史上、日本人は感情をあらわにしないことを美徳としてきました。学校や会社でも、そのように教育されてきました。幼稚園の親子会で笑い舞踏を試みました。純朴な園児達は、全員が爆笑しながら自由に踊りまくっていました。親達の方が、逆に遠慮気味に恥ずかしがっていたようでした。小学校低学年が放課後に遊ぶ児童館での笑い舞踏は、10人に1人位、顔の表情を変えずに、声を出せない子どもがいました。音楽や遊戯、お絵かきなど情操教育中心の幼稚園、保育園の頃から教科書丸暗記の情報教育の競争にさらされているからではないか、と直感しました。

芸術活動は、習い事や学校以外の塾やクラブ活動が中心となり、中学・高校となれば受験科目が重視されているのが現状ではないでしょうか。笑いの集団演舞こそ優劣のない感情解放と肉体表現になると信じています。

一昨年から地元の小学校で朗読劇の総合学習を指導するようになりました。笑い舞踏だけでなく発声しながらの氣功も準備体操として取り入れています。豊かな泣き笑い怒り悲しみの身体と肉声の表現。動作と台詞で伝える他者への思いやり。素直で純朴な昔の少年少女の再現への実験となります。

国際化社会になっても異文化との対話が苦手だといわれる日本人。英会話など外国語の習得よりも隣人とのコミュニケーションをはかることが大切ではないでしょうか。パソコンやスマホを使い便利になった反面、直接に顔をつきあわせての会話が少なくなりました。目前の相手を思いやる肉声ではなく、見えない相手と感情が合わなくなれば攻撃するか、無視するか。コミュニケーションの基本が崩れれば、異文化との対話もできるはずもありません。

あい氣球功は、氣の球を対面する二人で呼吸を合わせて、回したり、投げたり、受け取ったりします。初対面でも長年の

知人でも相手の波長に話を合わせて、想いを引き出していく。自分の行動（アクション）よりも相手への受動（リアクション）。現場にふさわしく、間を取り、こたえていく。

認知症の高齢者向けの医療効果のある朗読と対話をする演劇情動療法士の資格を取り、上級目指して専門病院での研修に出向いています。記憶を失っても感情は蘇る。情動を呼び覚ますことで、認知症の進行を遅れさせたり、改善させたりするという実証報告があります。自己陶酔の過剰な演技で観客を魅了する既存の舞台ではなく、患者に届く言葉で反応を察しての無言のキャッチボール。氣の球（たま）を共有することは、喜（き）の魂（たま）を共存させることになるのですから。

おわりに

東日本大震災以降、生活環境が一変しました。沿岸津波地域だけでなく私の住む内陸の宮城県登米市（とめ）も被災地となりました。我が家でも店舗と家屋の復旧工事が半年以上続き、顧客様の大半である高齢者の施設入所や入院、都市の家族の元への移転など……。マスコミの復興報道とは裏腹の過疎化に拍車がかかっているのが現実です。氣功教室に加えて、パソコンを使っての営業や独居老人への配達、月例の地産食材を使っての薬膳料理教室と八面六臂の多角経営となりました。

80歳代の老母を店番させながらの外商や出張教室は、見えざるストレスとなりました。何度も円形脱毛症を繰り返し、神経性胃炎も患いました。50歳代半ばを過ぎて、薬屋の不養生と基礎体力の衰えを思い知らされました。あらためて氣功を通じて「ゆっくりでも歩み続けられる」心伎体を養いたい。既存の氣功や太極拳ではない自然の氣と交流して、和やかな人間関係のための健康の伎（わざ）を創作していきたい。近所の公園の樹木に向かい、芝生の上を歩き回り、招かれた老人施設や婦人会などで試行錯誤を重ねて、「みんなの氣功」にたどりつきました。いつかオリジナルの氣功法を出版してみたいという希望を抱くようになりました。折しも平成27年

（2015年）夏に東京ビックサイトのクリエーター EXPO で復興支援絵本の原画を掲げたイラストレーターの山本久美子さんのブースに同席した時、体育図書出版社アイオーエムの水口 長<ruby>ひさし</ruby> 社長さんから声をかけられたのが、十代からの目標であった初出版のきっかけとなったのです。その後、上京して水口社長さん、山本さんと打ち合わせをしました。

自営業の合間の原稿執筆となりました。水口社長さんや山本さんにも原稿締め切りの遅れや文章イラストのレイアウトや校正などで多大なご迷惑をおかけしたことと恐縮しております。出版について素人で未熟な私をご指導ご助言いただいたこと、感謝にたえません。

事前に地元の友人、知人、保健施設やスポーツクラブの方々へ足を運び、発刊予定のチラシを配布して前売り予約までいただきました。発刊のあかつきには、身近な住民の皆様への実演指導で御礼していくつもりです。自らの快復体験を一人でも多くの皆様に、日常の養生の道標にしていただければ幸いと存じます。

著者

平成 30 年 12 月

プロフィール

著者　鈴木 隆彦

昭和 34 年（1959 年）宮城県登米市登米町生まれ

漢方薬店スズリュウ経営

中国医療　氣功・薬膳指導員　ラフター（笑い）ヨガリーダー

演劇情動療法士

地元で氣功太極拳　地産薬膳料理の定期教室や

演劇ワークショップの講師を通じて健康長寿の伎と心を広めている

画　山本 久美子

日本児童出版美術家連盟会員

前橋市生まれ。多摩美術大学卒業。

雑誌・教科書・童話・絵本など子どもの本を中心に絵を描く。

挿絵に『ゆず先生は忘れない』（白矢三恵／くもん出版）、

絵本では『じてんしゃ がしゃがしゃ』（かさいまり・文／絵本塾出

版）など。

みんなの気功

〜手軽な中国健康体操〜

2019 年 3 月 1 日　初版発行

著　　者　鈴木 隆彦　表紙デザイン・イラスト　山本 久美子

発 行 所　㈱アイオーエム

　　　　　〒 141-0033　東京都品川区西品川 2-9-13

　　　　　電話 03-6420-3741　Fax03-6420-3740

ISBN978-4-900442-58-0

Printed in Japan　©Takahiko Suzuki